新版 気功への誘い

あなたの神秘的能力を呼び覚ます

梁 薇
Liang Wei

ふくろう出版

はじめに

この数年マスコミなどで「気功法」が大きく取り上げられ、ちょっとしたブームになっています。中には単に気を出して相手に触れることなく投げ飛ばしたり、あるいは透視や遠隔地診察を行ったりするものと考えている人も少なくないようです。確かにこのような技はできないわけではなく、難しいことではないでしょう。しかし、これが気功の究極の目的ではないことを理解していただきたいのです。どの健康法もそうでしょうが、気功も奥が深く、その理論は広大です。

中国四千年以上の英知である「気功法」は、中国の医学的、武術的遺産であって、医療保健運動法です。〝気〟という人間の体から出るエネルギーをパワー化して心身の病気治療や武術に役立てることができるのです。実際、現在の中国では、全国の中医学院（日本の国立病院に当たる）に気功治療科が設けられ、気功医師が患者を診察し、難病治療に効果をあげています。

気功はその歴史がたいへん古く、現在も多くの人々に愛され行われています。気功は中国の人々が大自然や疾病と長い間闘ってきた中で、意識の作用でセルフ・コントロールする経験の総括であり、自分自身のエネルギー（武術でいう精・気、神）を鍛錬するための独特な心身鍛錬法であるといえます。

目次

第一章　気功について

一、気功の歴史

日本では「中国の気功には四千年の歴史がある」と言われていますが、はっきりしたことはわかりません。

中国の人々の間ではよく、「腰や足を伸ばしたり縮めたりすると体が楽になって精力が回復してくる」と言われます。それは、昔の人達がごく自然に見つけた精力の回復法なのです。これらの方法が絶えず研究され改善されて気功法になったともいわれています。

また、中国の「舞踏」が、気功法の起こりになったとの説もあります。そのほかにも気功は中国の「道教」から生まれたものとか、インドの「仏教」から伝わってきたものであるとか、さまざまな説があります。いずれにしても、気功は中国の人々が長い歴史の中で大自然と闘ってきた中で体験を総合し、整理し、改良しながら、徐々に完全させてきた予防治療、保健強化、長寿をめざす鍛錬方法であるといえます。

中国民族は数千年も前から人類の生命運動の法則を探索し始めていました。中国の青海省東都地域で、四つの古墳が発見され、出土品からそれは紀元前四千年から五千年前のものとわかり、その出土品の中に人物像が彫刻された陶器がありました。この当時はまだ文字が発明されていなかったのですが、気功はすでに始まっていたことがこの作品から明確にわかるのです。人類は生存していくために、自身が持つ機能（潜在能力）を奮い立たせて、大自然のもたらす数々の試練と闘い、それに打ち勝ち、千変万化する大自然の環境に適応しなければなりませんでした。人類は大自然のもつ素晴らしい条件を利用して自分自身を保護する以外に、自分の肉体を大自然に適応させ、各種の困難、苦難を切り抜けてきたのです。これらの中で襲いかかってくるいろいろな疾患に抵抗して、自分自身を保護することの重大さが認識され、こうした認識が深められ、また予防治療のために自分自身の鍛錬力そのものを向上させてきたと思われます。

気功が一般の人に広まってからすでに何千年もの年月が経ちますが、「気功」と呼ばれるようになったのはごく最近のことです。「気功」には儒者、医家、道士、僧侶、武術家などの各流派のものが全部含まれています。以前は各流派それぞれに違った呼び方がされていました。たとえば、吐納、導引、行気、煉丹、玄功、静功、定功、性功、内功、修道、座禅、内養功、養生功などです。これらは呼び方は違ってはいるものの、今日の考え方からみれば、どれも皆、気功の前身といえるのです。

一九五三年『気功療法実践』という本の中で中国北戴河気功療養院院長の劉貴珍氏が気功を科学的に体系化し、この「気功」という用語について完璧とも言うべき解釈を加えたことから、昔から呼ばれていた様々な呼び方を一括して「気功」と呼ぶようになりました。一九五五年、中国の唐山市に最初の気功療養院が開設され、気功の臨床実験が行われました。その後、唐山、北戴河、上海、天津などの都市を中心に気功療養院などが病院に付設されるようになり、さまざまな気功訓練による病気の治療研究が行われました。

一九五〇年代中ごろから六〇年代にかけて、気功の神秘のベールが科学・医学によって解き明かされ始めたのです。中国医学の理論を基にして気功の臨床実験や研究が盛んに行われ、特に慢性的な病気や難病の患者への気功指導を通じて、気功療法や体質改善増強の研究がさらに進みました。

六〇年代から七〇年代後半の文化大革命の時期には、気功は単なる迷信として禁止されていました。しかし、中国全土に大動乱が起こったこの時期にも、気功は脈々と伝承され、数多くの優れた修練者・研究者が誕生しました。そして一九七八年以降、気功は新たな新発展期を迎え、当時の最新科学機器による外気分析が行われるようになったのです。

それに伴い、気功ブームが起こり、気功は中国の国民的な健康法として親しまれるようになりました。そして現在、気功研究団体・研究院、気功療養院・診療所、気功法を学ぶ教育機関が中国全土に設立されています。

一九八四年、中国で最初の教育機関、「中華気功進修学院」が北京に設立されました。この学院は、三百人以上の医学者、気功学者である講師が気功修練者の養成に当たっている中国でももっとも大きな教育機関の一つで、理論研修コースを卒業した六千人の人達は、現在、あらゆる医療機関や研究団体の中核となって活躍しています。

二、気功とは

気功には、簡単にいうと練気（気を練る）や練意（こころを練る）の修業の意味が含まれています。気功の「気」の字には呼吸の意味があり、「功」の字には意識的に絶えず呼吸や姿勢を調整・練習する意味があります。気功の鍛錬とは練気と練意のことであって、意識により気を引き出し経脈に沿って気を運行することによって、関連する臓器の機能が促進・強化されるのです。また気の運行によって元気（精気ともいう）が強化され、病人の治療が促進され、身体の強化が図られます。人々は病状の軽重、年齢、体質、生活条件の相違などに応じて、座禅のように瞑想する「静功」、身体を動かして気をめぐらせる「動功」、「動静結合功」などの中から自分に適した方法を選び出すことができます。それを通して体内の陰陽のバランスを回復し、体質を強化し、病気であればそれを治療し、病気がなければ体を強化することができます。したがって、気功は意識の作用によって自分自身の心身を鍛錬することであり、生命をセルフ・コントロールし、病気を取り除き、長寿をはかる健康長寿の科学であるとともに、人体の「元気」を鍛錬し、体質を強化する修業なのです。

三、気功の「気」とはどういうものか

宇宙をマクロコスモスと呼ぶとすれば人間はまさにミクロコスモスであり、宇宙と人間とは同一の原理により支配されています。この両者を構成する基本的要素が「気」であり、これを結ぶ情報が「気」なのです。

林厚省氏編著による中国の代表的な気功入門書『気功三百聞』によれば、気功の「気」の意味は次のようなものだとされています。

「気は（中国の）古代の人々が自然現象に対していだいていた素朴な認識の一つである。気は宇宙を構成するもっとも基本的な物質であり、宇宙にあるいっさいの事物はすべて気の運動変化によって生ずる、とみなしていた」。

しかし日本の識者達は、多くの場合、「気」をエネルギーと見る立場をとっているように思えるのです。

たとえば、日中協力シンポジウム「気と人間科学」のコーディネイターをつとめた筑波大学の湯浅泰雄教授は、

「現代の見方に立っていうと、『気』とはさしあたり、心と身体を一つに結び付けている生命体に特有なエネルギーである、ということができる」

と述べて、「気」の働きが「心と身体、心理作用と生理作用の両方に関係を持つ」点を強調しています。

また、日本医科大学の藤木健夫講師は、

「気とは人間と自然とを結び付ける一種のエネルギーであり、人間の心と身体、人間と自然とを根底において結びつけている根元的な力」
であると定義しています。

中国における「気」に関するこの見解は医学の領域にも引用されて、気は人体を構成する基本的な物質であり、気の運動変化によって、人の生命のいろいろな活動が解釈されると考えられてきました。まさしく張景岳が書『景岳全書』のなかで説いているように
「人に生命があるのは、すべてこの気に依存している」
のです。『医門法律』にも
「気が集合すれば身体が作られ、気が離散すれば身体も亡びる」
と書かれています。

気功は人体の気の鍛錬です。人体の気は多種多様な形式で現れます。その中で最も基本的な気が真気（元気、正気、精気、真元の気）です。

気功は人体の気を練るのですが、その気には大まかにいって次の二つの意味が含まれています。一つは、人体を構成し人体の生命活動を維持するエキス的な物質のことを指しています。もう一つは、臓器組織の生理的機能を指しています。この両者は相互に関連しあっています。したがって、中国医学では「気は人体生命活動を維持する基本的な物質である」と考えています。気功、行気は中国古代に予防治療の重要手段として用いられてきました。気功鍛錬によって、人体の正気は、健康促進に対して極めて大切な作用を引き起こすのです。

四、気功と健康

気功鍛錬の本当のねらいは真気を鍛錬し、新たな元気を養成し、そして正気をしっかりと根付かせることにあります。だからそれによって扶正去邪（正気を補い免疫力を高め、調整する。病邪を取り除く）や人体の免疫力、抵抗力の強化ができるのです。またそれには、放鬆（固まったものが緩んでいくような体感）、入静、自然、雑念排除などが要求されます。こうして「ストレス的反応」が排除され、緊張状態がほぐれるのです。また気功鍛錬によって経絡がよく通じ、気血が調和し、陰陽が平衡するので、神経系統の協調能力も向上し、大脳皮質の保護的抑制作用が働き、基礎代謝が低下し、エネルギー蓄積力も向上し、腹部の按摩作用も果たします。したがって食欲が増進し、消化機能が向上するのです。

さらに、人体の潜在能力が発揮され、自分自身の積極的要素が動員され、セルフ・コントロールの作用も働くのです。

だから、気功鍛錬をすれば、薬を飲んだり鍼を打たなくても病気の予防、治療ができ、健康に長生きすることができるのです。

五、気功が人体に及ぼす二つの効果

人間の心と身体の健康をめざす気功が人体に及ぼす作用と効果については、主に病気の予防や治療、健康増進、寿命を延ばす効果と大脳の働きを活性化させることによって巨大な潜在能力を引き出す効果の二つが考えられます。

１　無病と延命長寿

気功鍛錬の最も主要な目的は、病気を取り除き、寿命を延ばすことです。

病気や寿命を目的とする練功法は気功の言葉では「命功」と総括されて呼ばれています。命功の主な方法である「養生長寿術」は、人々が昔から健康や長寿について模索し、長期間にわたり実践研究して作り出され、体系化されたものです。

養生術では、人間の誕生から死ぬまでの全過程および自然環境と社会環境が人体に及ぼす影響を非常に重要なテーマにしています。

つまり、人間と周囲の環境との関わりあいがわかれば、有効な方策をとって、健康長寿という目標を実現させることができるというわけです。

それでは、次に気功が人体にどのような影響を与えるのか、具体的にみていくことにします。

①　免疫機能の増強

現代において最も生命の脅威になる病気は、癌と心臓や血管系統の病気といわれています。気功では、この二つの病気の誘因は、長期的な精神の不安定状態とストレスが溜まっていることにあると考えられています。

気功法を鍛錬すると、心が安らかになり、体もリラックスします。この作用によって心臓病が治癒し、血圧が正常に戻ります。さらに、人体の免疫力と抵抗力が増強することによって、癌などの難病の予防や治療にも効果を上げられるようになるのです。

②　人間の生理的な機能の改善

現在では気功研究の結果、気功の鍛錬によってあらゆる病気に効果があることが証明されています。

気功に関する研究結果や論文によってその効能はよく知られています。

例えば、気功を鍛錬すれば、呼吸系統・心臓・血管系統・消化器系統などの身体の各器官の機能が調和し、健康を回復することが可能だということが報告されています。また、気功鍛錬中の脳波、皮膚温度を測定すると必ず何か変化が現れてくることもよく聞きます。これらは、すべて気功による生理的な効能を示しています。

気功とは、気の生化学状態の変化を通じ人体内の病菌を殺したり新しい生体機能組織の生成を促進してさまざまな新陳代謝の機能を高めようとするものです。

③　病気の予防と治療の効果

身体の弱い人や高齢者でも気功鍛錬はできますかとの問いをよく受けます。中国の有名な気功師の中には先天的に身体の弱い人、癌にかかって幾日も生きられないと医者から死を宣告された人など重い病気にかかっていた人で、気功法を始めて癌を克服した人もいます。つまり、身体が良くないからこそ、老いてますます気力を充実するために気功法が必要なのです。

④　気功での治療と投薬での治療との相違点

気功治療と薬を飲む治療とはまったく異なったものです。薬による治療にあっては高血圧や低血圧、胃腸病など、異なった病気には投薬する薬も異なりますが、東洋医学である気功法は人体の抗病力と免疫力を高め、身体全体の調整を重視する考え方なのです。これは、全体性観念という大原則に沿った考えからです。

「全体性観念」とは、宇宙の中のすべての物事は孤立して存在しているのではなく、相互に関連し影響し合っており、したがって一つの系統のバランスをとるには一面的な努力だけでは足りないとする考え方です。

もちろん、ある特殊な姿勢や方法で治療の効果を上げることもありますが、どんな特殊な方法にしても、気功法であれば体全体の機能が回復してくるとともに、体のある部分の病気も自然に治るのです。以前から悩まされてきた頭痛や肩こりなどの症状もいつのまにか治っていたり、消化機能が良くなり、体に元気がみなぎってきた、という気功体験者の声を聞きます。つまり、体全体に調和が保たれた状態にならないと健康的なダイエットすら望めないのです。

⑤　精神面への効果

気功の鍛錬は体の健康のためだけでなく、精神的な健康にも効果があります。

練功には体のリラックスと心を集中し雑念を振り払うことが要求されます。したがって、練功を続けていると精神的なストレスは自然に弱まり、消えていきます。また、日常生活における雑念や私欲などから解放され、心の平穏や豊かさ、慈善心、敬愛心などが養われてくるのです。

《COLUMN》自分の力で自分の病気を治す

病気になってから医師の診察を受けるのは当たり前のことですが、それだけでは十分ではないといえます。治療を受動的に捉えるのではなく、病に対する抵抗力を最大限に働かせ、能動的に対処しなければなりません。自分の力によって病気を克服する、という気持ちが重要です。

２　秘められた人間の能力・潜在能力の開発

気功には、生命の量的な増強と質的な増強を兼ねた目的があります。質的な増強、それはすなわち潜在能力の開発です。

気功による知力や能力の開発とは、大脳を開発する、つまり、人間の思考活動や意識活動を活性化させるということです。このことを気功では「性功」と呼んでいます。そして、この性功と命功とは互いに依存・制約し合う関係なのです。これらのバランスを調和させた気功を常に心掛ければ、知力・能力によい効果が現れてきます。

中国の研究では、気功鍛錬をした大学生の集中力や記憶力が増大したとか、虚弱体質で集中力の欠ける小学生が、気功法の実践によって生まれ変わったようになり、成績はもとより性格も快活となった、という実例が報告されています。また老衰の防止や知力の回復にも大変効果があることが知られています。このことは何も特別なことではなく、気功法を実践する方すべてに起こり得る効果なのです。

第二章　練　習　編

〜功　法（健康保持回復功）〜

予備式（ユィペイシイ）

準備

足は爪先を平行に肩幅に広げる。手は自然に力を抜き体側に下ろす。眼は真っ直ぐに前方に向ける（写真1）。

▼顎を少し引き加減にし、首筋はリラックスし真っ直ぐにする。体全体の力を抜き、背筋を真っ直ぐに伸ばす。意識は丹田に置く（丹田：図A参照）。

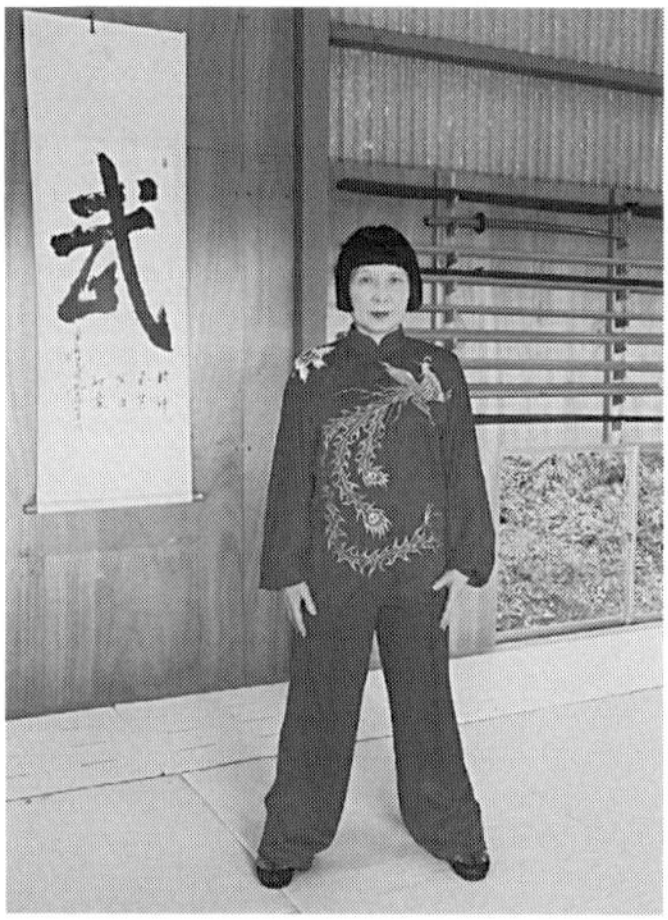

写真　1

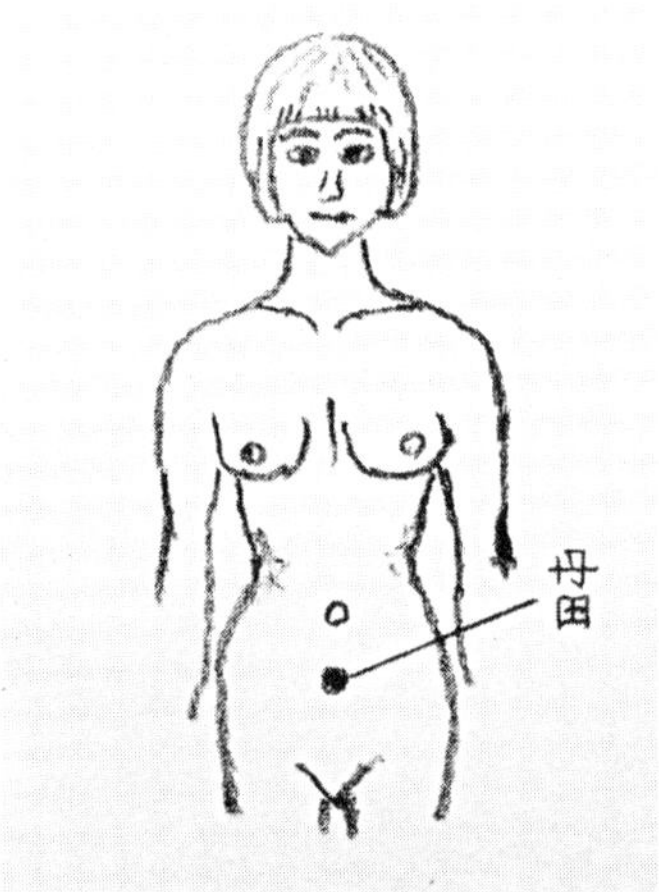

図A　丹田

第一式　調息吐納（テョウシィトゥナァ）

呼吸を整える　―血圧を調節する効果がある―

１　吸う

肛門を上に引き上げる。両手は自然に前方に肩の高さまで上げる。手の幅は、肩の広さで。眼は前方に向ける（写真２、３）。

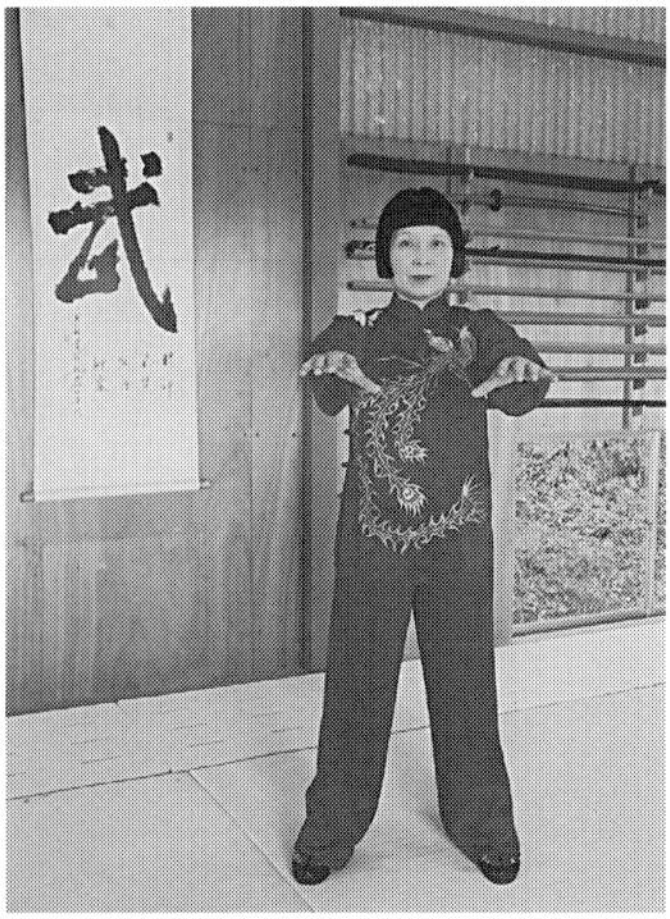

写真　２

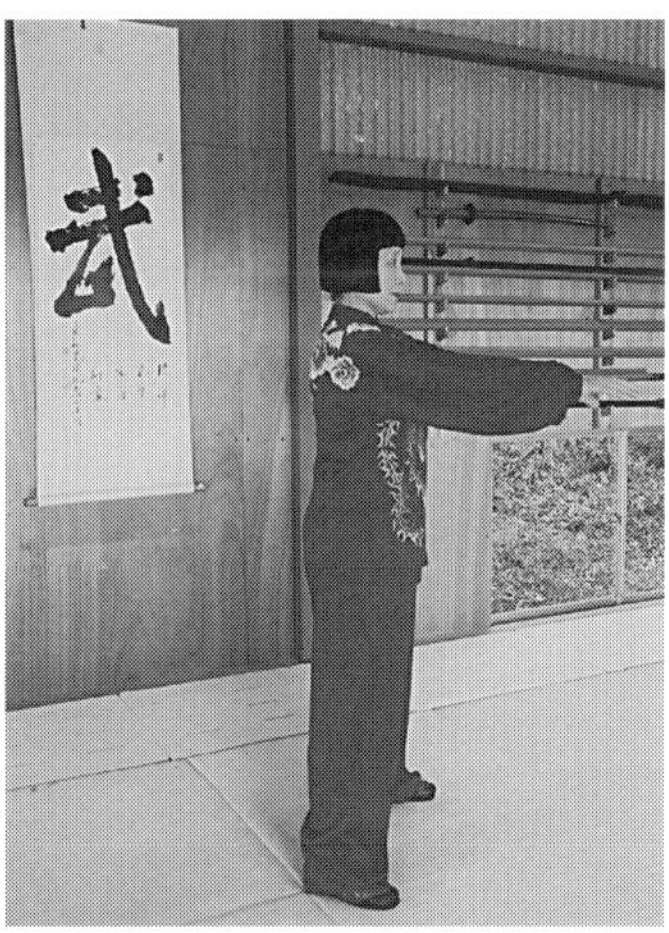

写真　３

2　吐く

お腹と肛門をリラックスする。上半身の力を抜き真っ直ぐにする。両足は曲げ、同時に両手は軽く自分のお臍の前に抑える気持ちで下げ、その時、肘は張らないように注意する。

手の指は自然に広げ真っ直ぐに前方に向ける。眼は前方に向ける（写真4、5）。

▼両手を上げるときは、肘を張らないこと。肩を上げないこと。体の重心は体の真ん中に置くこと。意識は丹田に置くこと。

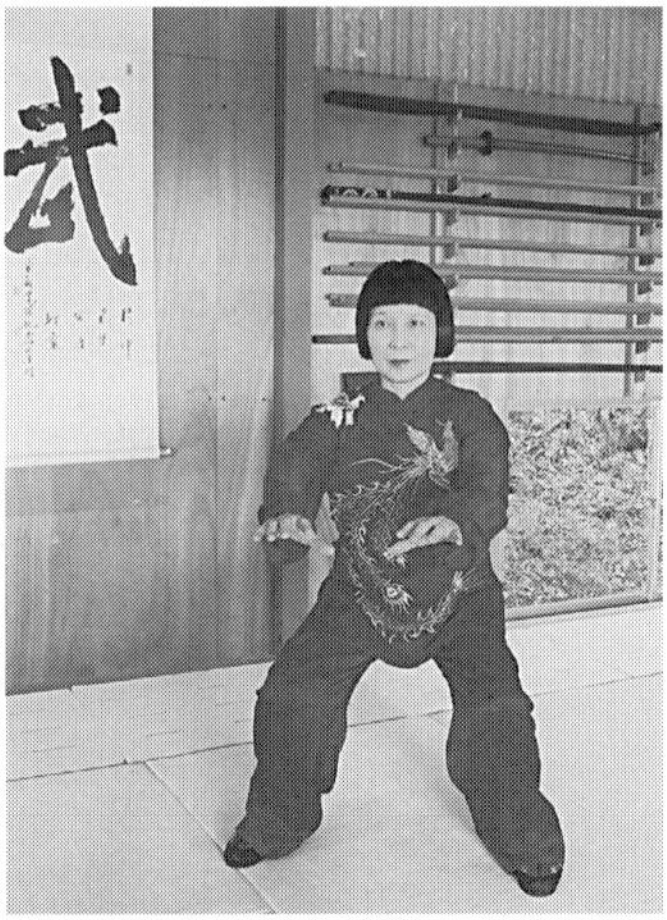

写真　4

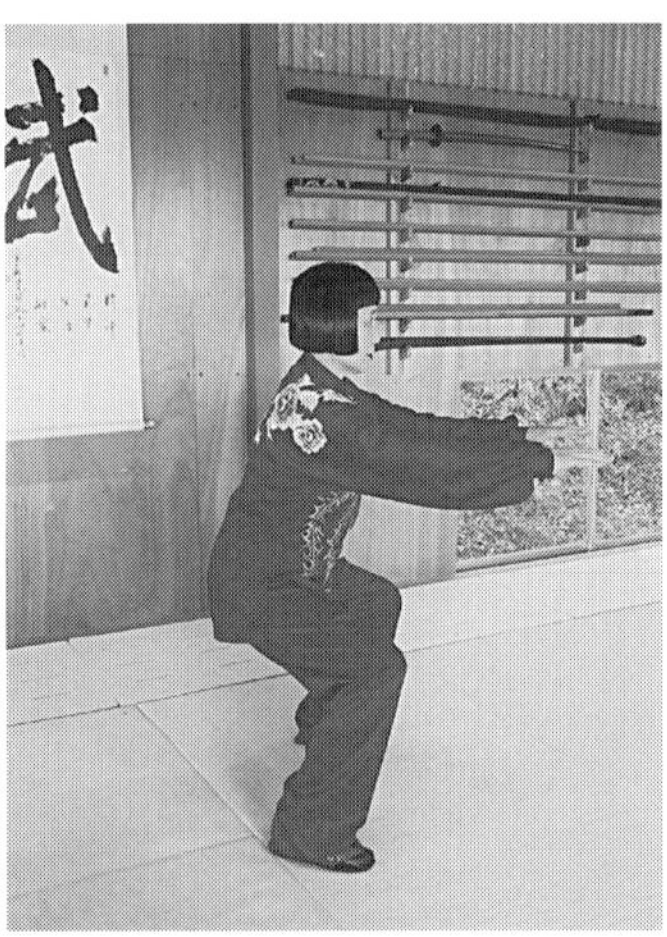

写真　5

第二式　順水推舟（シュンシュイトゥイチョウ）

水の流れのままに流される舟のように　―不眠症に効果がある―

予備式（準備）

足は爪先を平行に肩幅に広げる。手は、自然に力を抜き体側に下ろす。眼は真っ直ぐに前方に向ける（写真１と同じ）。

▼顎を少し引き加減にし、首筋はリラックスし真っ直ぐにする。体全体の力を抜き、背筋を真っ直ぐに伸ばす。意識は丹田に置く（写真６）。

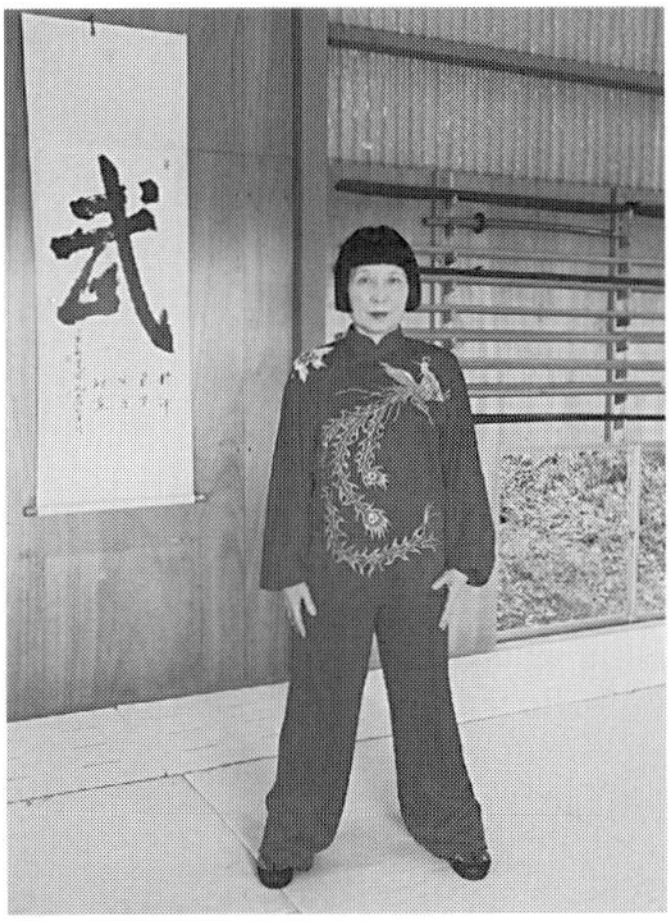

写真　６

1　吸う

肛門を上に引き上げる。体は、左に四十五度回転する。その時両膝を曲げ重心は右足に置く。左足は少し踵を上げる。両腕は左前方より弧を描きながら胸の前に上げる。指先は左前方に向ける。肘は下に下げる。眼は指先の向く前方に向ける（写真7）。

左足は左前方に半歩踵より出す。同時に両手は、胸の所に引く。指は上に向ける。眼は左前方に向ける（写真8）。

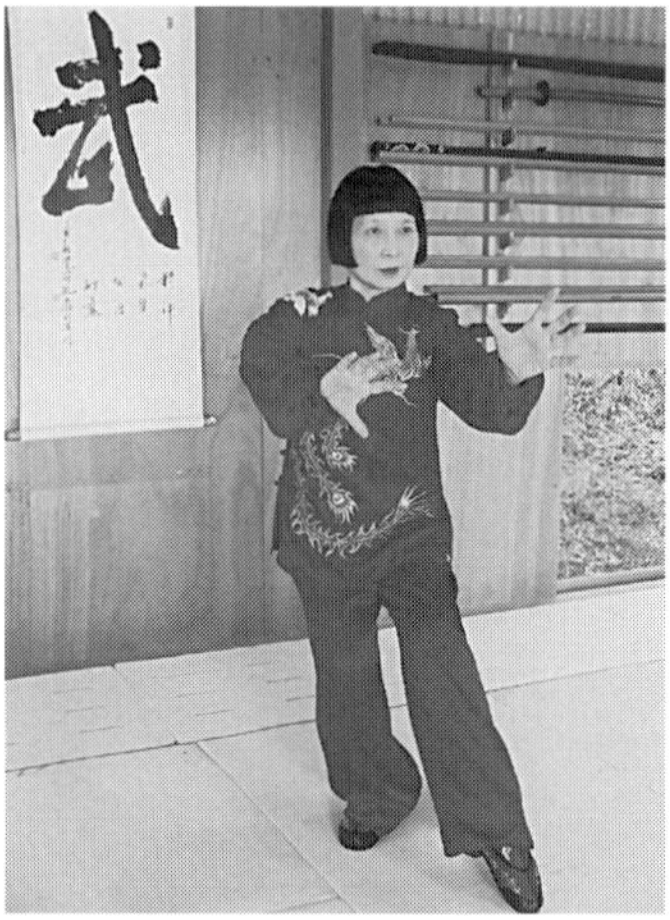

写真　7

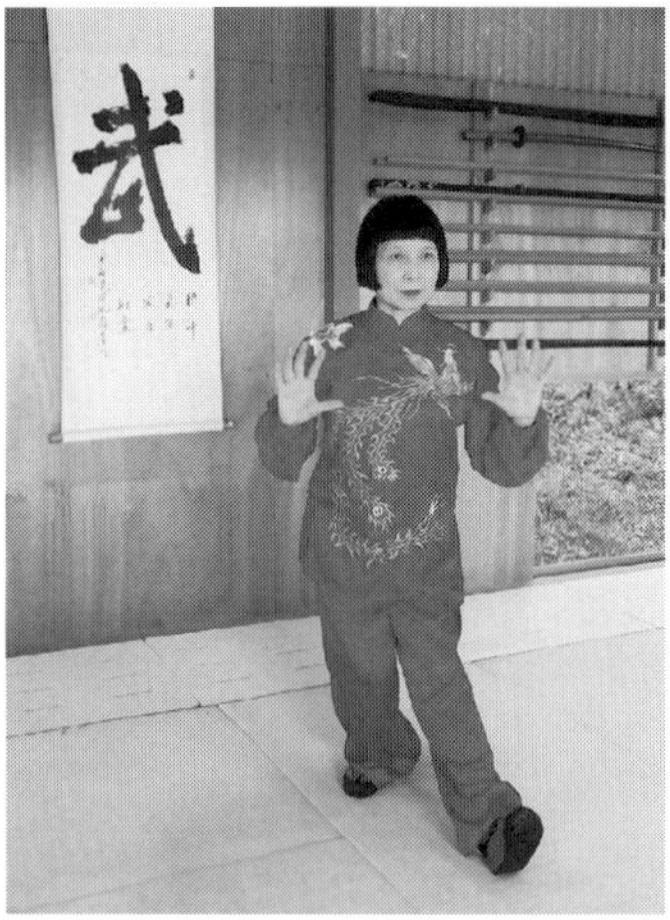

写真　8

2　吐く

お腹と肛門をリラックスする。身体の重心は、ゆっくりと左前方に移し左弓歩になり、両腕は続けて腰のあたりから弧を描きながら肩の高さまで前方に押し出す。眼は前方に向ける（写真9）。

３　吸う（1と同じ）

肛門を上に引き上げる。身体の重心は後方の右足に移しながら右膝を少し曲げる。左足は踵が着いた状態で膝を伸ばす。同時に両手は、胸の前に引く。指は上に向ける。眼は左前方に向ける（写真10）。

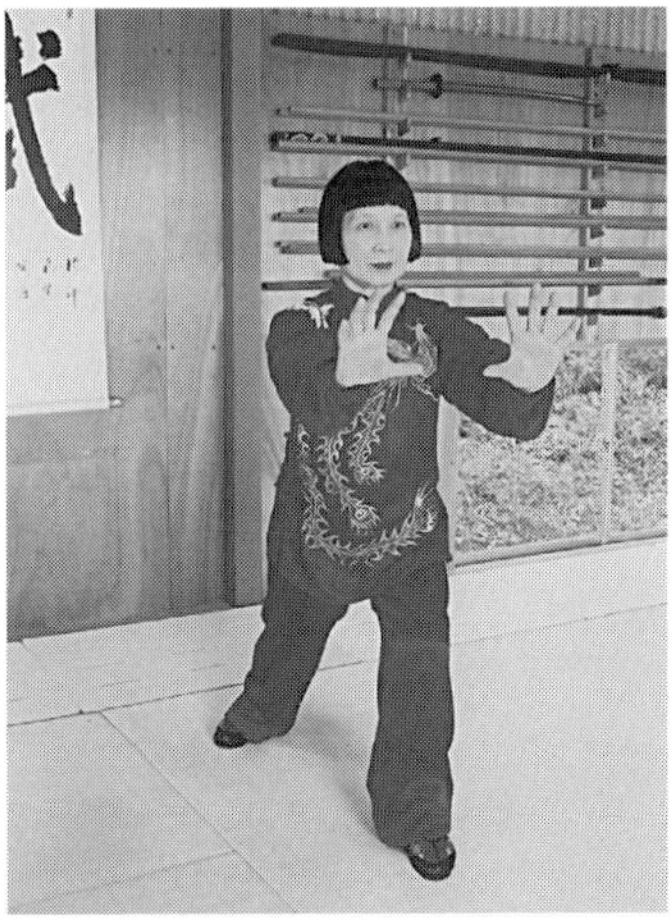

写真　9

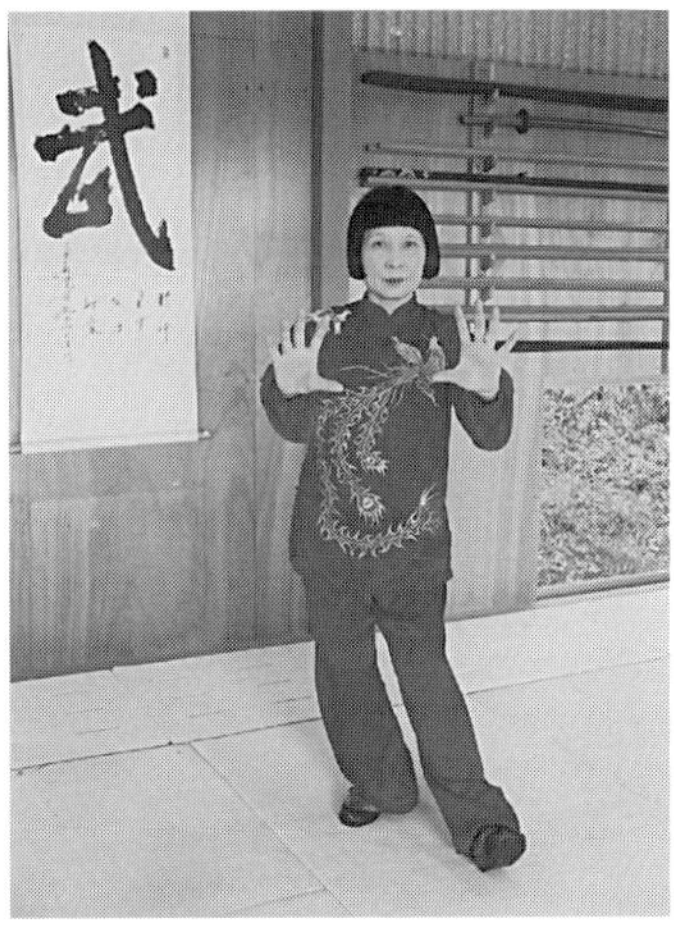

写真　10

４　吐く（2と同じ）

お腹と肛門をリラックスさせる。身体の重心は、ゆっくり左前方に移し左弓歩になり、両腕は続けて腰のあたりから弧を描きながら肩の高さまで前方に押し出す。眼は前方に向ける（写真9参照）。

5　吸う（3と同じ）

肛門を上に引き上げる。身体の重心は後方の右足に移しながら右膝を少し曲げる。左足は踵が着いた状態で膝を伸ばす。同時に両手は、胸の前に引く。指は上に向ける。眼は左前方に向ける（写真10参照）。

6　吐く（2と同じ）

お腹と肛門をリラックスする。身体の重心は、ゆっくりと左前方に移し左弓歩になり、両腕は続けて腰のあたりから弧を描きながら肩の高さまで前方に押し出す。眼は前方に向ける（写真9参照）。

7　吸う（1と同じ）

肛門を上に引き上げる。身体の重心を後方の右足に移す。右膝は少し曲げる。身体は、右に廻す。左膝は伸ばし爪先を上げる。同時に両手は弧を描きながら胸の前方に上げる。指先は上を向ける。眼は右前方に向ける（写真11）。

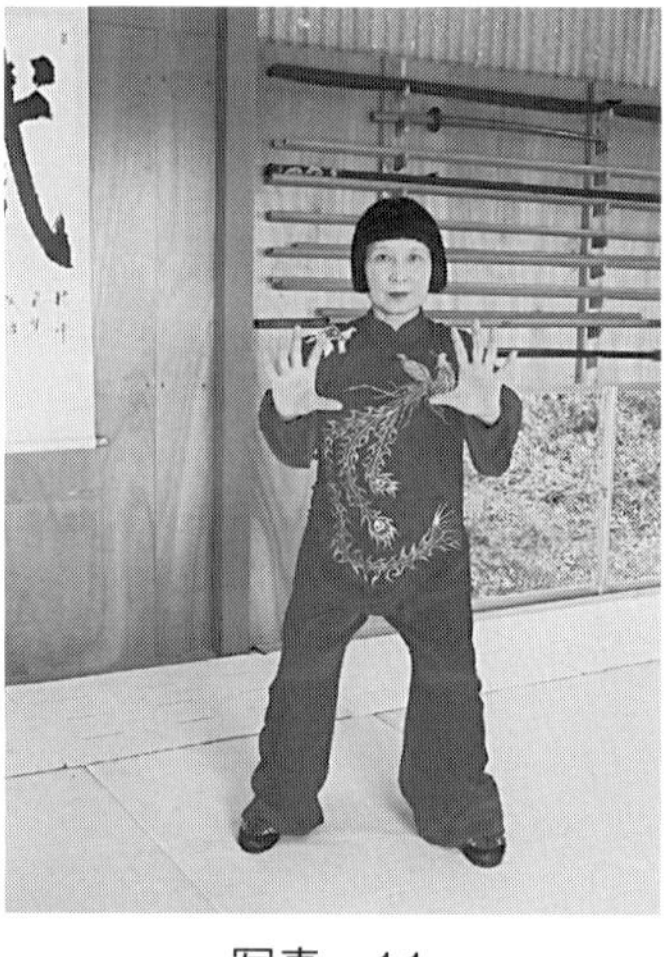

写真　11

8　吐く（2と同じ）

お腹と肛門はリラックスする。左足を右足に引き寄せる。両膝をゆっくり伸ばす。同時に両手は身体の横に自然に下す。眼は真っ直ぐに前方に向ける（写真12）。

▼腰が引けたり、上体が前後に傾かないように注意する。両膝は力を抜き、自然に伸ばす。意識は労宮の穴に置く（労宮：図B参照）。

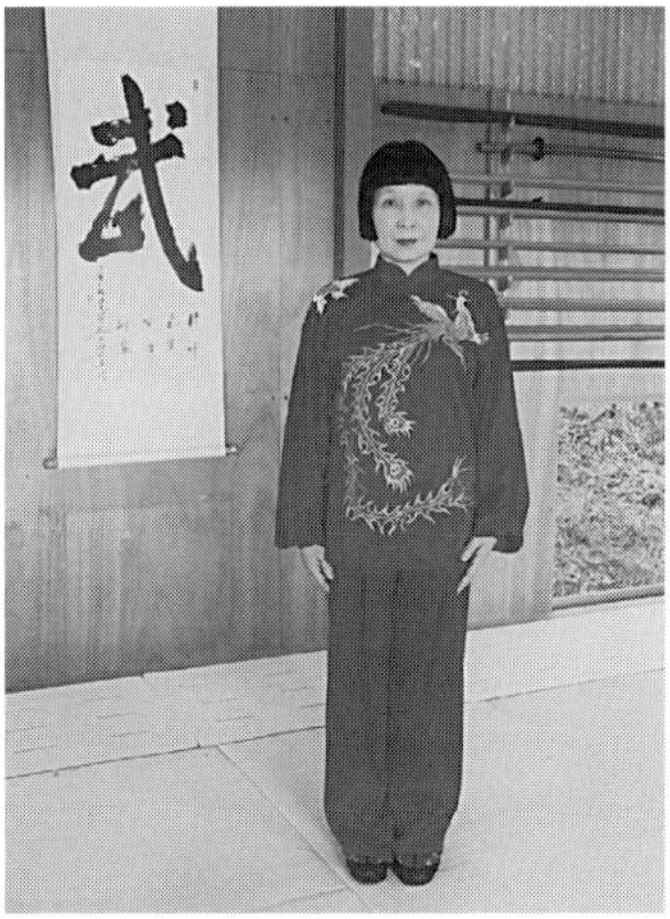

写真　12

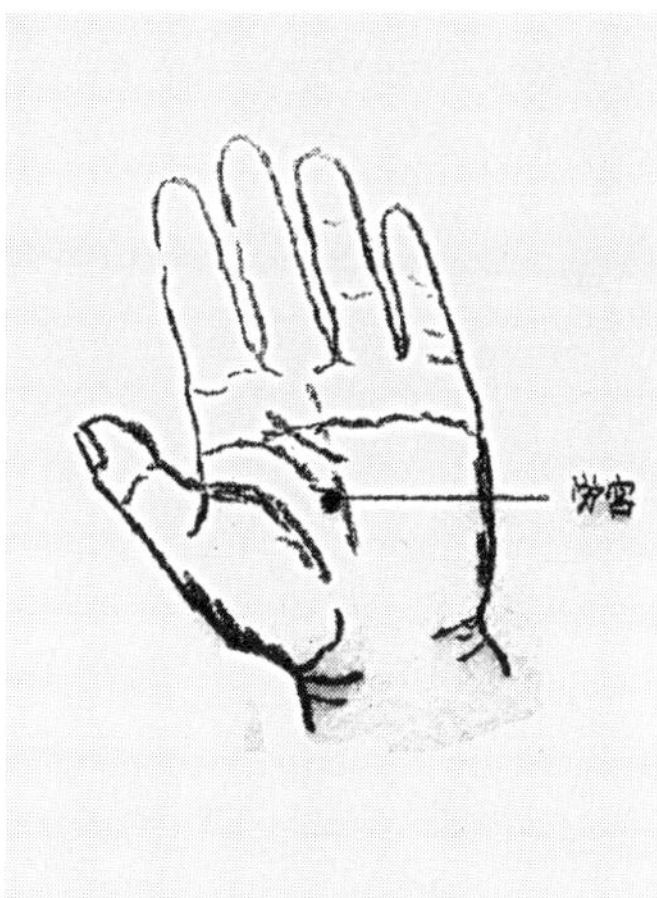

図Ｂ　労宮

第三式　肩挑日月（ジェンテョゥジィユエ）

両手に太陽と月を捧げるように　―腰痛に効果がある―

1　吸う

肛門を上に引き上げる。両足はそのままで、身体は左に廻す。同時に、両手は自然に伸ばしたままで小指を内側から捻るようにしながら、両手に太陽と月を持ち上げるような気持ちで肩の高さまで上げる。その時、肘は自然に下げる。眼は左手前遠方に向ける（写真13①、②）。

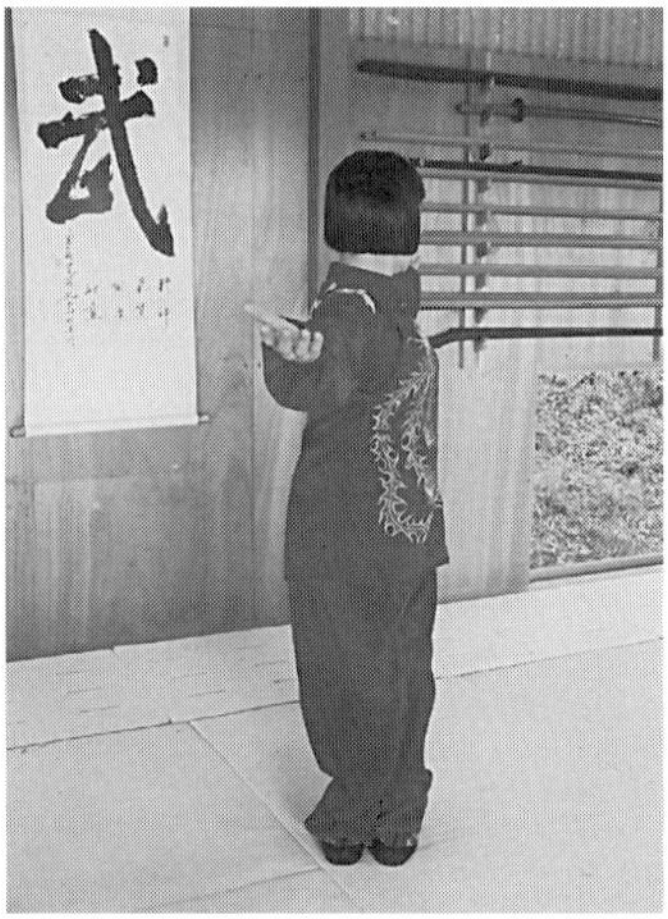

写真　13①

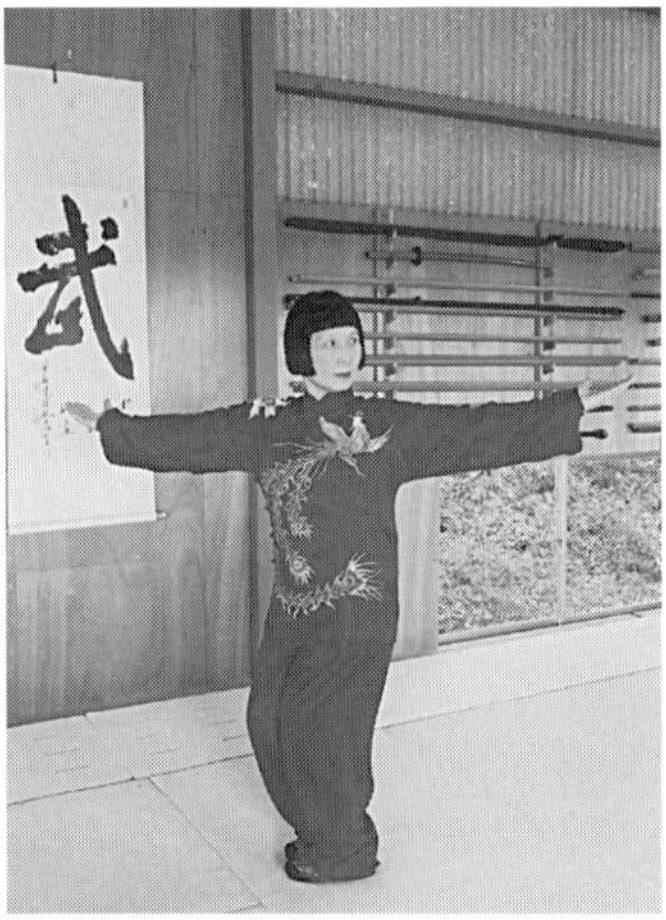

写真　13②

2　吐く

お腹と肛門をリラックスする。身体を正面に戻す。同時に両手は掌を下にゆっくりと向けながら、正面で肩幅になり下にゆっくりと下す。眼は真っ直ぐに前方に向ける（写真14）。

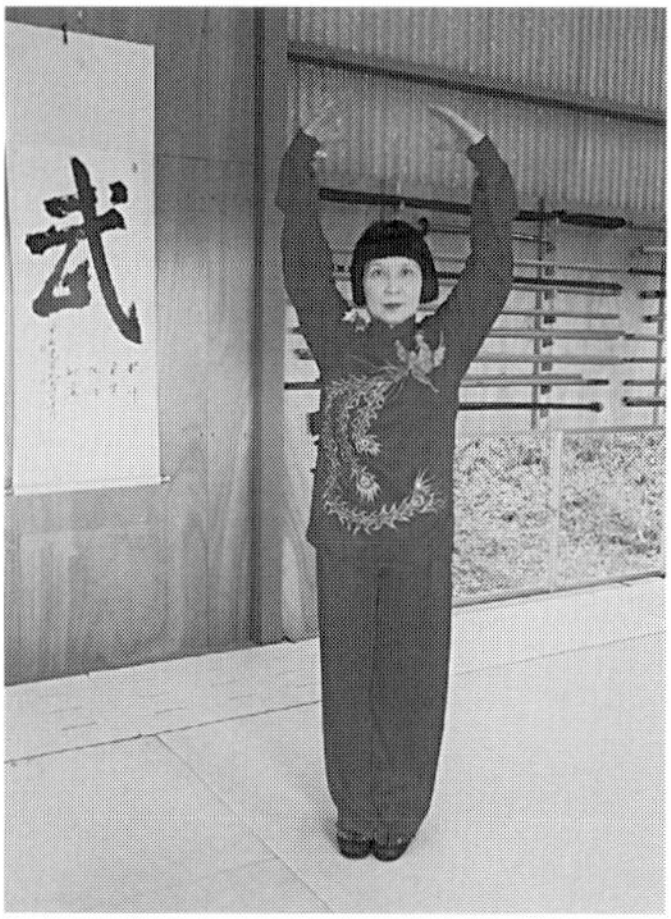

写真　14

3　吸う（1と左右反対で同じ動作）

肛門を上に引き上げる。両足はそのままで、身体は右に廻す。同時に、両手は自然に伸ばしたままで小指を内側から捻るようにしながら、両手に太陽と月を持ち上げるような気持ちで肩の高さまで上げる。その時、肘は自然に下げる。眼は右手前遠方に向ける。

4　吐く（2と左右反対で同じ動作）

お腹と肛門をリラックスする。身体を正面に戻す。同時に両手は掌を下にゆっくりと向けながら、正面で肩幅になり下にゆっくりと下す。眼は真っ直ぐに前方に向ける。

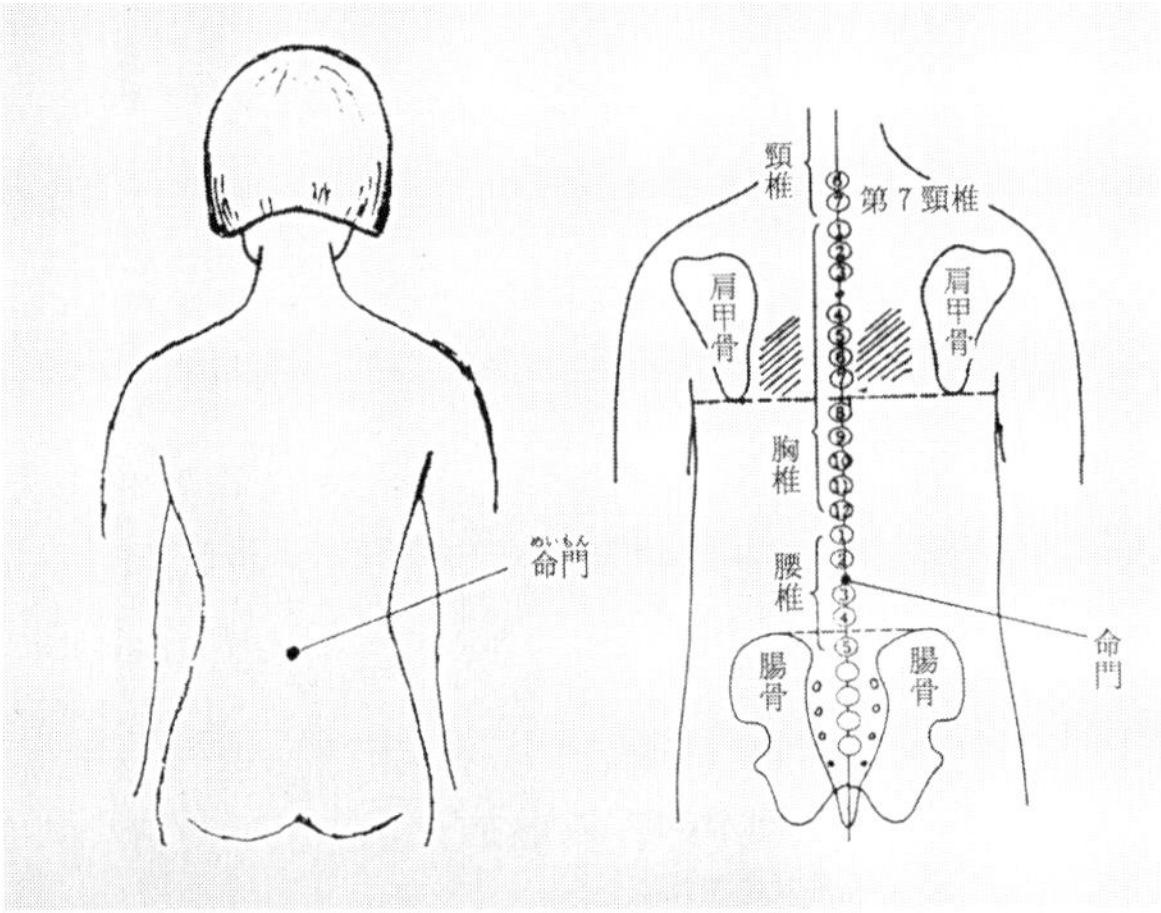

図C　命門

▼上から紐で頭を引っぱったような気持ちで行うこと。肩と肘の力を抜くこと。吸う時は、足の指先で地面を掴むようにする。腰を捻る時は、できるだけ大きく廻すこと。身体は前後に傾けないように注意し、真っ直ぐにすること。意識は腰の所にある命門のツボに置く（命門：図C参照）。

第四式　大燕展翼（タァイエンチャァンイ）

鳥が翼を大きく広げ、羽ばたくように　—胃腸に効果がある—

１　吸う

肛門を上に引き上げる。左足を肩幅よりも少し広めに左に広げる。重心は両足の真ん中に置く。両手は、掌を上に向けながらお腹の前で指先を離した状態で向け合いつつ、続けて両手はゆっくりと両側から弧を描きながら手の甲より頭の上まで上げる。腕は自然に曲げ両腕で大きな円を描く。その時掌は上を向いている。眼は前方に向ける（写真15、16）。

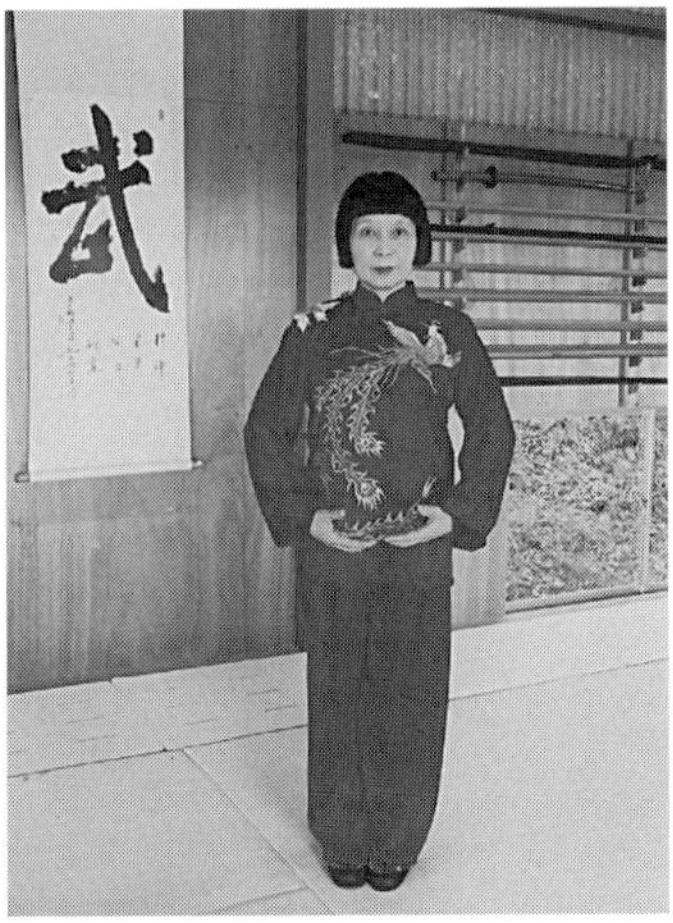

写真　15

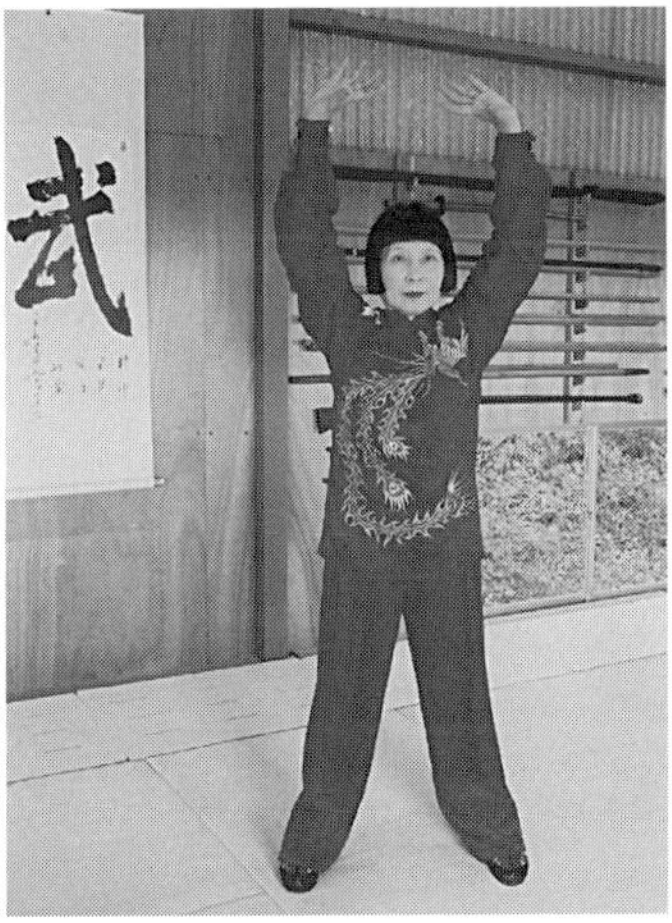

写真　16

2　吐く

お腹と肛門はリラックスする。身体の重心は右足に移す。左足を右足に揃える。両膝を自然に伸ばす。同時に両手は弧を描きながら壁を撫でるようにお腹の前まで下し指先を離し向き合った状態に戻る。眼は前方に向ける（写真17）。

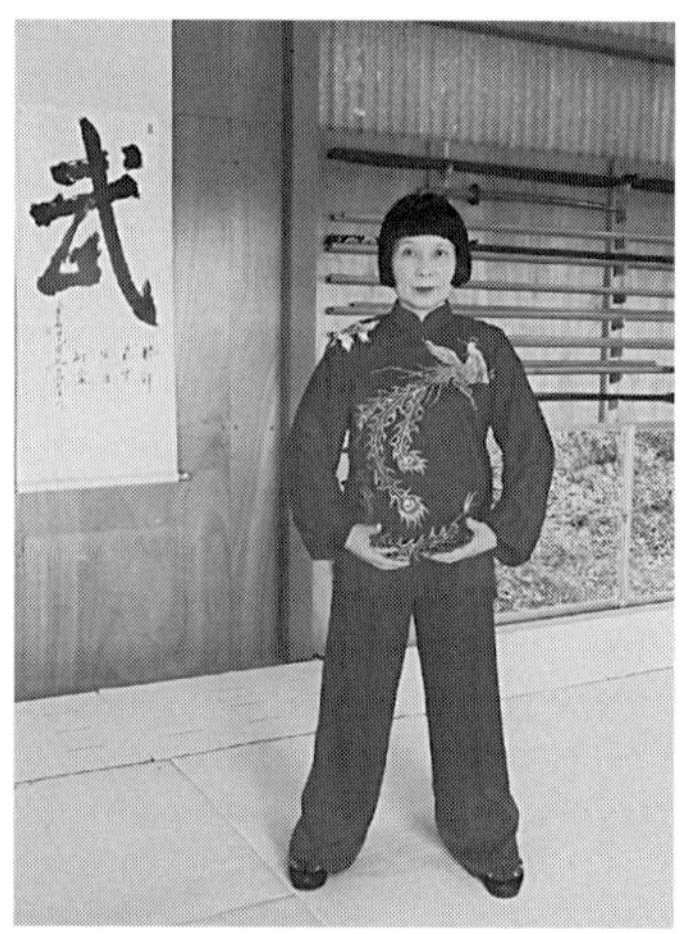

写真　17

3　吸う（1と同じ）

右足を肩幅よりも少し広めに右に広げる。両手はゆっくりと両側から弧を描きながら手の甲より頭の上まで上げる。腕は自然に曲げ両腕で大きな円を描く。その時、掌は上を向いている。眼は前方に向ける（写真15、16参照）。

4　吐く（2と同じ）

お腹と肛門はリラックスする。身体の重心は左足に移す。右足を左足に揃える。両膝を自然に伸ばす。同時に両手は弧を描きながら壁を撫でるようにお腹の前まで下し指先を離し向き合った状態に戻る。眼は前方に向ける（写真17参照）。

5　吸う（1と同じ）

肛門を上に引き上げる。身体の重心は後方の右足に移し左足は前に一歩踏み出し重心をゆっくり左足に移す。その時、右足の踵を浮かす。同時に両手は、掌を親指のほうから内に廻しながら身体の前を通り前頭上に上げる。その時、両腕は円になる。眼は前方に向ける（写真18）。

6　吐く（2と同じ）

お腹と肛門はリラックスする。右足の踵を地に着けながら重心を右足に移す。左足を右足に揃える。両膝は少し曲げる。その時同時に、両腕は頭上よりお腹の前の元の状態にゆっくりと戻す。眼は前方に向ける（写真19）。

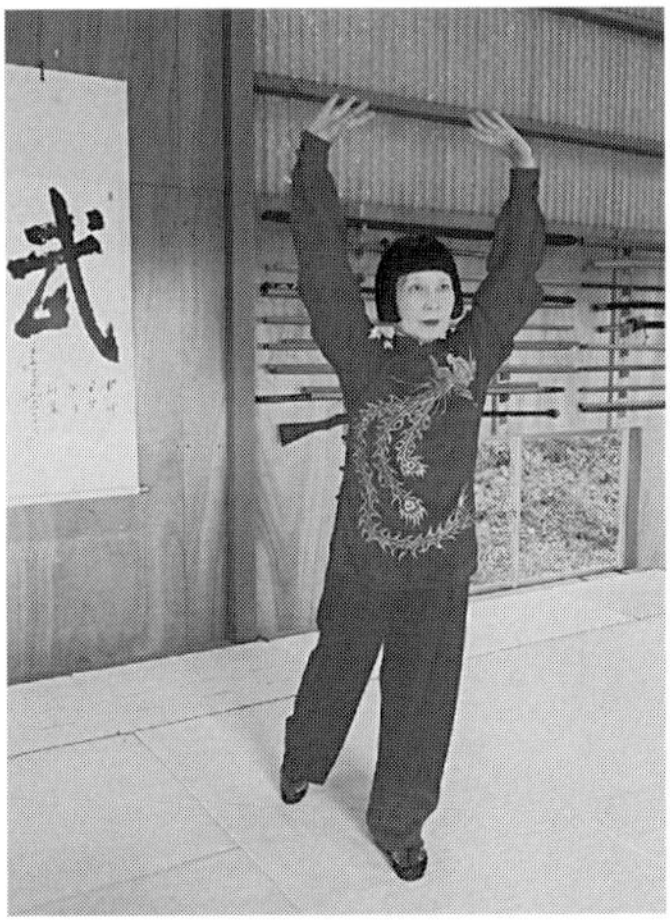

写真　18

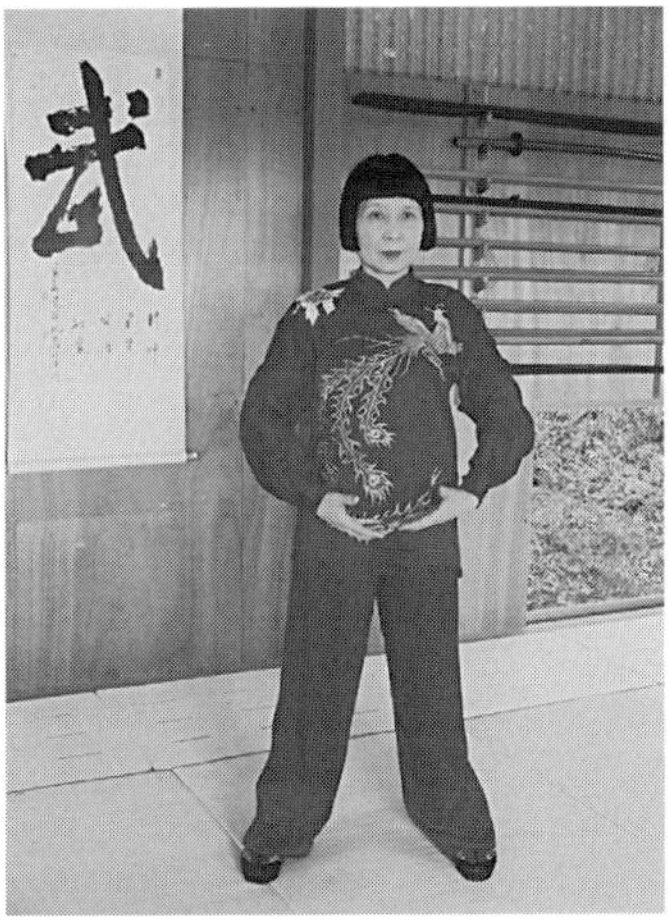

写真　19

7　吸う（5と左右反対で同じ動作）

肛門を上に引き上げる。身体の重心は左足に移し右足は前に一歩踏み出し重心をゆっくり右足に移す。その時左足の踵を浮かす。同時に両手は、掌を親指のほうから内に廻しながら身体の前を通り前頭上に上げる。その時両腕は円になる。眼は前方に向ける（写真18参照）。

8　吐く（6と左右反対で同じ動作）

お腹と肛門はリラックスする。左足の踵を地に着けながら重心を左足に移す。右足を左足に揃える。両膝は少し曲げる。その時同時に、両腕は頭上よりお腹の前の元の状態にゆっくりと戻す。眼は前方に向ける（写真19参照）。

▼手と足の動作を合わせること。両手を頭上にする時は胸を広げるようにする。後ろ足の踵を上げる時はできるだけ高く上げること。両手の指先を向き合わせてお腹の前にする時は、胸を心持ち内に丸め意識を丹田に置き、重心を下に沈める。

第五式　力搬盤石（リィパンバンシィ）

大きな石を持ち上げるように　―膝及び足腰の強化―

1　吸う

肛門を上に引き上げる。体の重心は右足に移す。右膝は少し曲げる。左足は足の裏の長さの三倍の長さに広げる。同時に体の重心は両足にかける。両足は自然に伸ばす。同時に両腕は掌を上に向け胸の前まで上げる。その位置から両腕を左右に開き掌を外に向け伸ばす。指先は左右上方四十五度に向ける。同時に両膝を曲げる。眼は前方に向ける（写真20、21）。

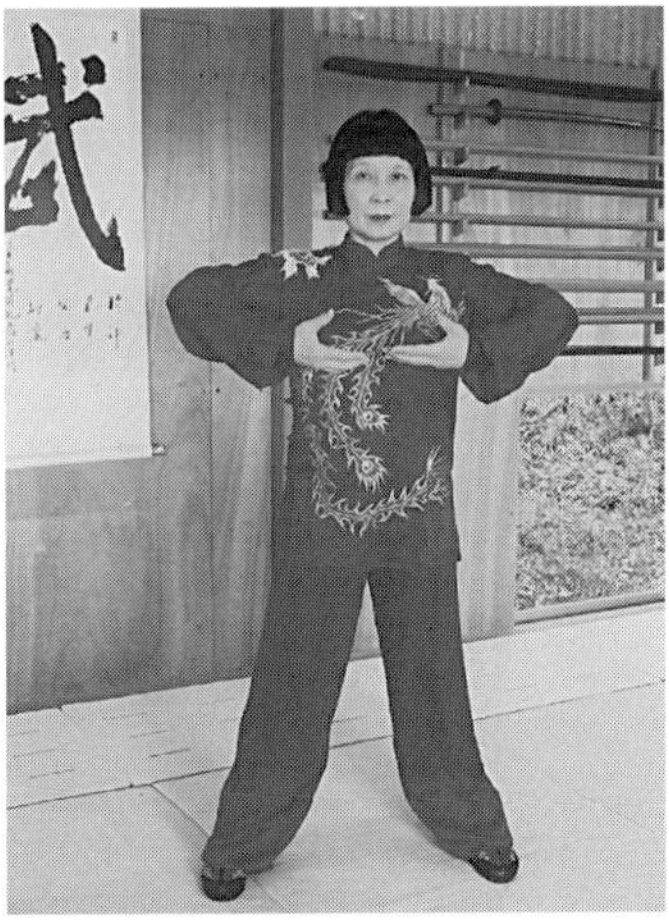

写真　20

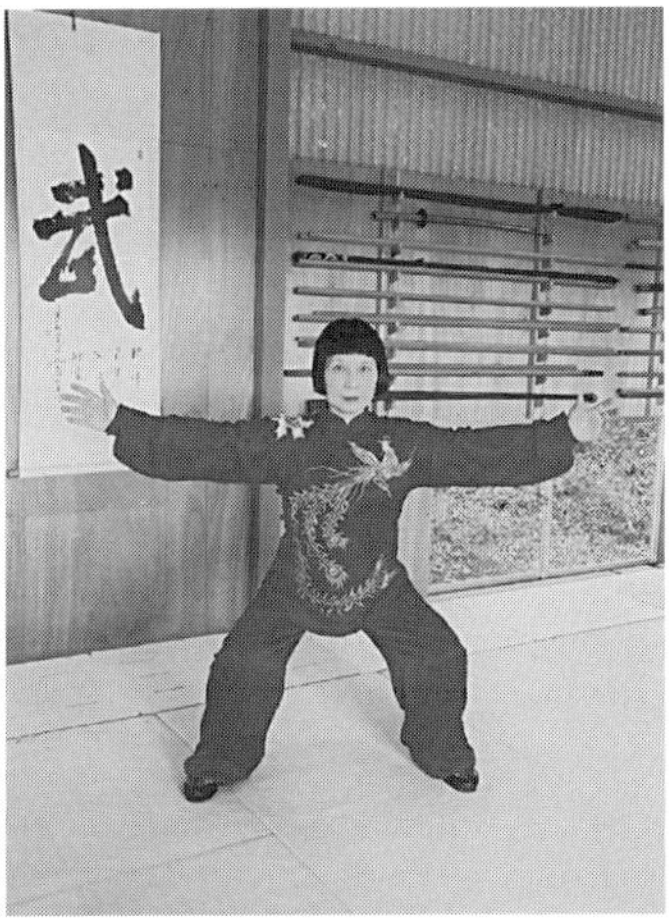

写真　21

2　吐く

お腹と肛門の力を抜き、膝をもっと曲げていき、両腕は弧を描きながら膝まで下す。指先を向き合せるように掌を上に向ける（大きな石を持つような姿勢）。眼は両手の掌の真ん中に向ける（写真22）。

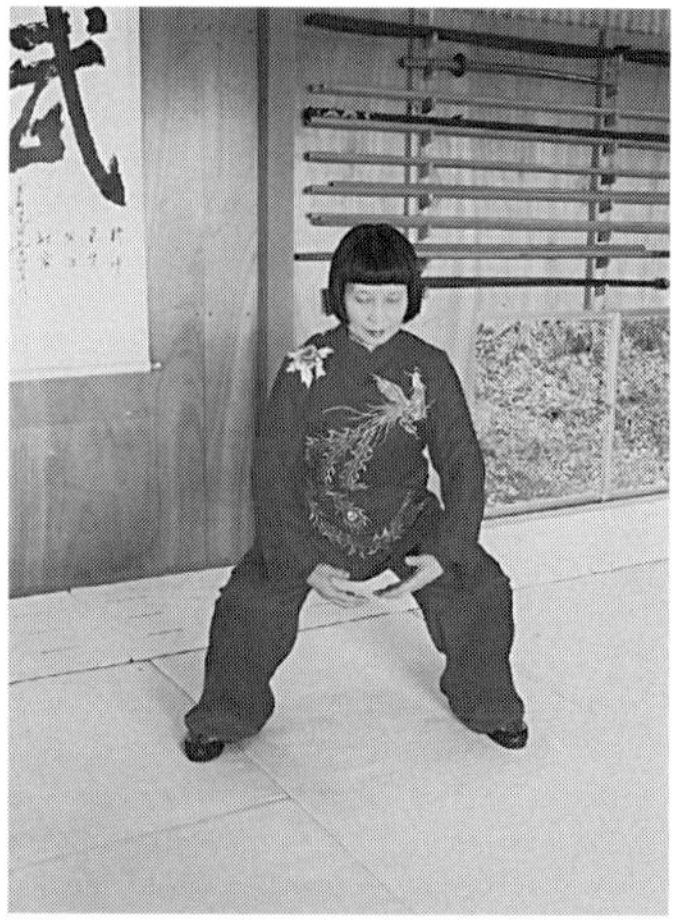

写真　22

3　吸う（1と同じ）

肛門を上に引き上げる。両膝は少しずつゆっくり伸ばす。両腕は掌を上に向け胸の前まで上げる。その位置から両腕を左右に開き掌を外に向け伸ばす。指先は左右上方四十五度に向ける。同時に両膝を曲げる。眼は前方に向ける（写真20、21参照）。

4　吐く（2と同じ）

お腹と肛門の力を抜き、膝をもっと曲げていき、両腕は弧を描きながら膝まで下ろす。指先を向き合せるように掌を上に向ける（大きな石を持つような姿勢）。眼は両手の掌の真ん中に向ける（写真22参照）。

左足を右足の所に戻す。体を真っ直ぐに伸ばす。両腕は体の側面に戻す。最初の姿勢に戻る（写真23）。

▼前にかがむ時は背筋を伸ばすことが大切である。頭を上に引っ張られているような姿勢にする。意識は丹田に置く。

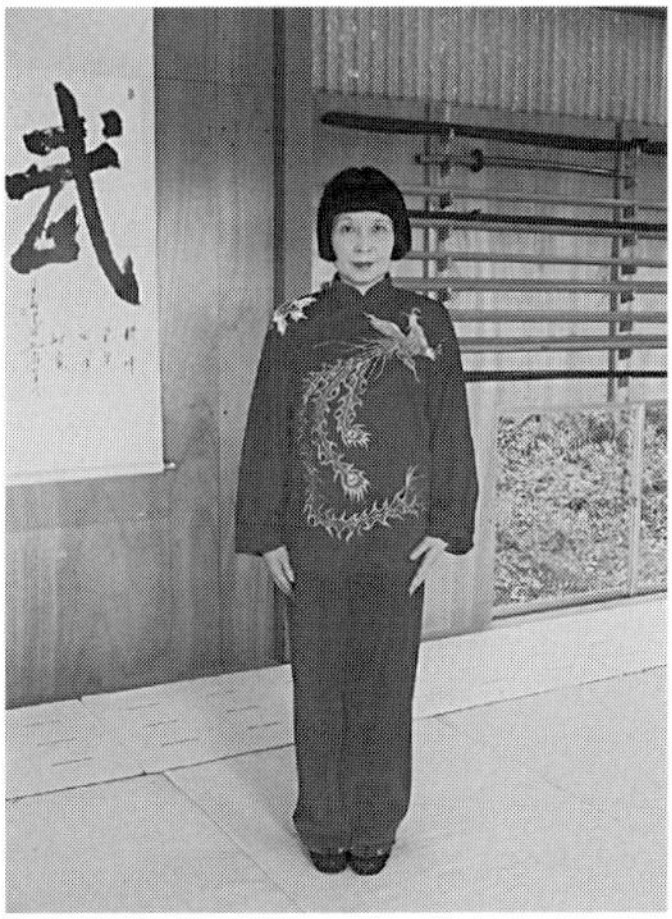

写真　23

第六式　開窓望月（カイチョァンワンユェ）

窓を開けて月を見上げるように
―便秘解消効果―

1　吸う

肛門を上に引き上げる。体を少し左に向ける。両腕は左下から弧を描きながら肩の高さに上げる。その時、両手は捻りながら掌の中心を前に向ける。眼は左手遠方に向ける（写真24）。

2　吐く

お腹と肛門の力を抜き、身体の重心は右足に移す。右膝は曲げる。左足は左に一歩広げる。同時に両手は続けて顔の前から右に移す。左手は右腕の肘の所に止める。指先は上に向ける。右手は自然に伸ばす。指先は上に向ける。眼は右手遠方に向ける（写真25）。

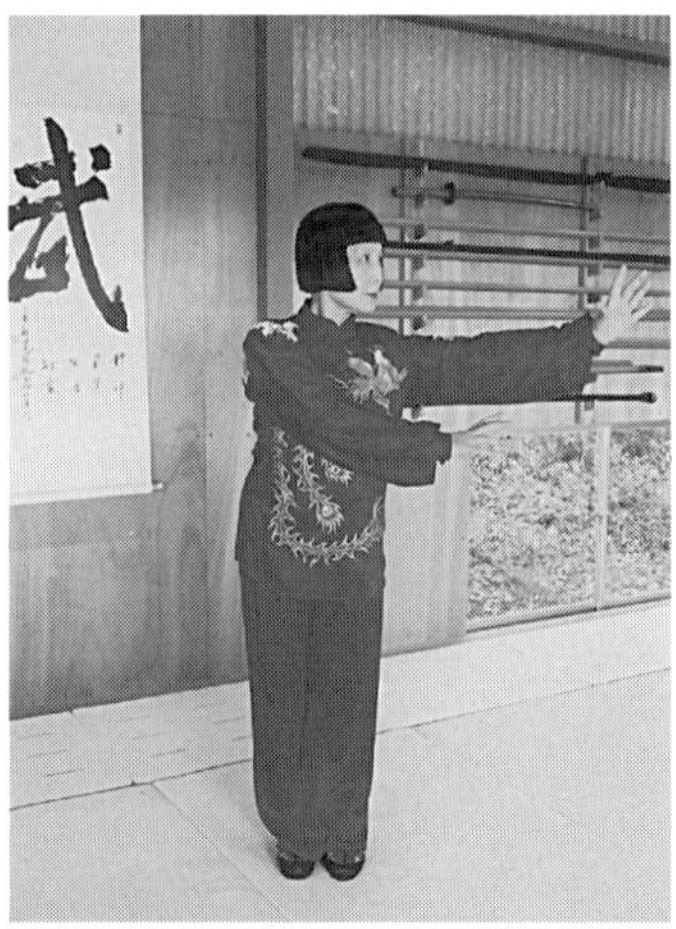
写真　24

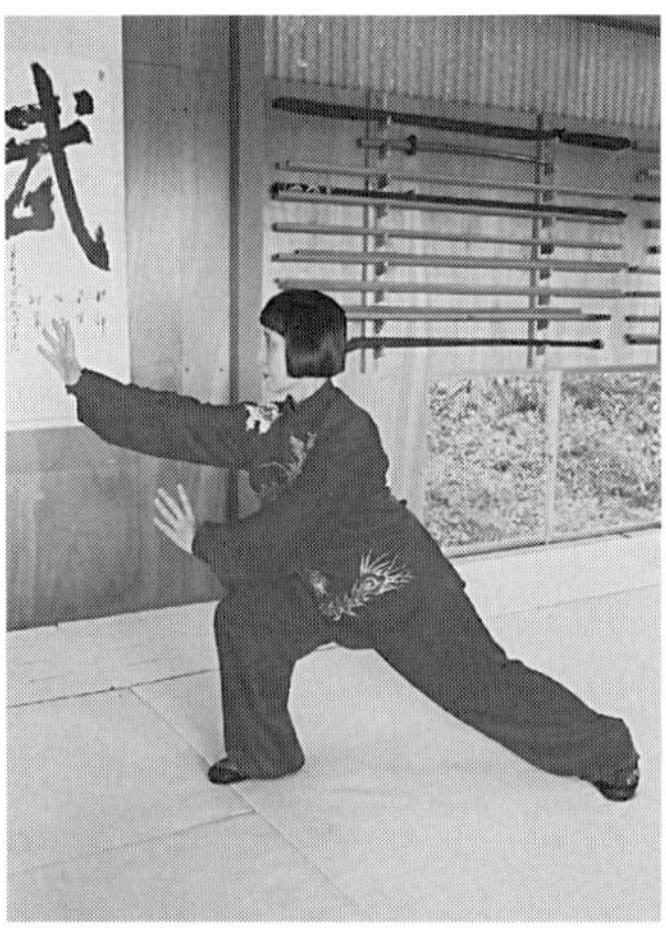
写真　25

3　吸う

肛門を上に引き上げる。体の重心を左足に移す。右足は左足の後ろから一歩引く。両膝は低く曲げる。両腕は少し下げる。眼は右手遠方に向ける（写真26）。

4　吐く

お腹と肛門の力を抜く。そのままの足の姿勢で座る（写真27①）。もしくは、立ったままで（写真27②）。同時に両手は下から弧を描きながら左方に伸ばす。掌の中心は左に向ける。窓を開けて外を見るようなつもりで、眼は両手の間から左遠方に向ける。

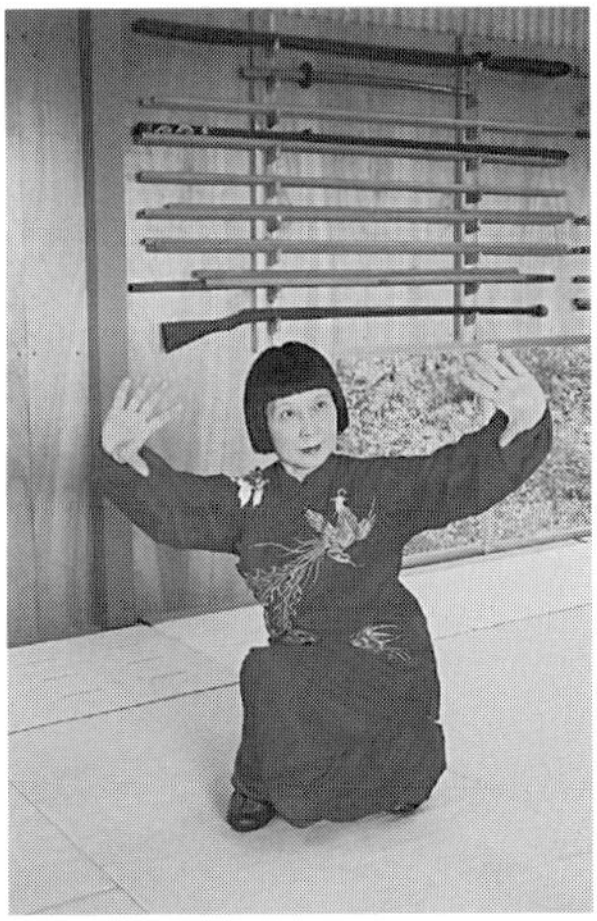
写真　27①

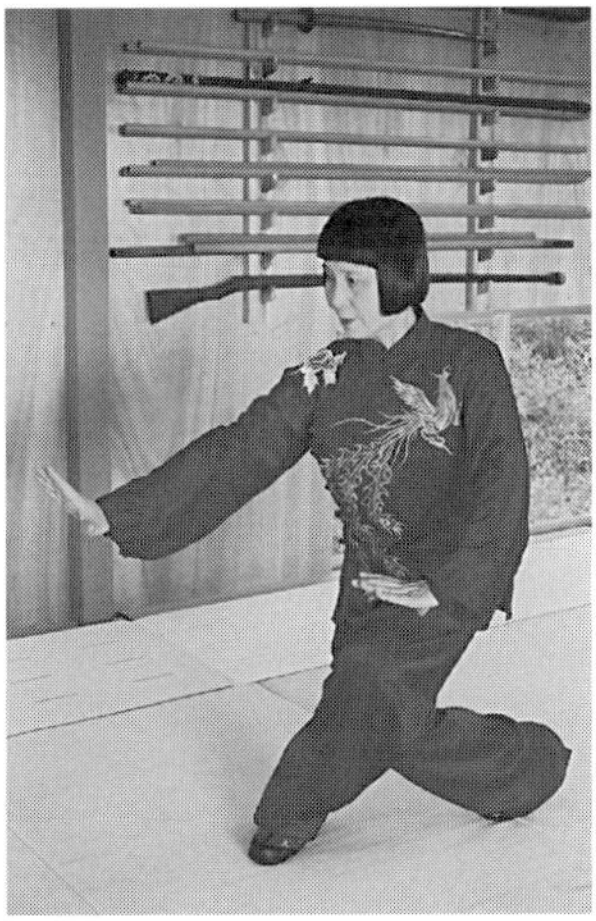
写真　26

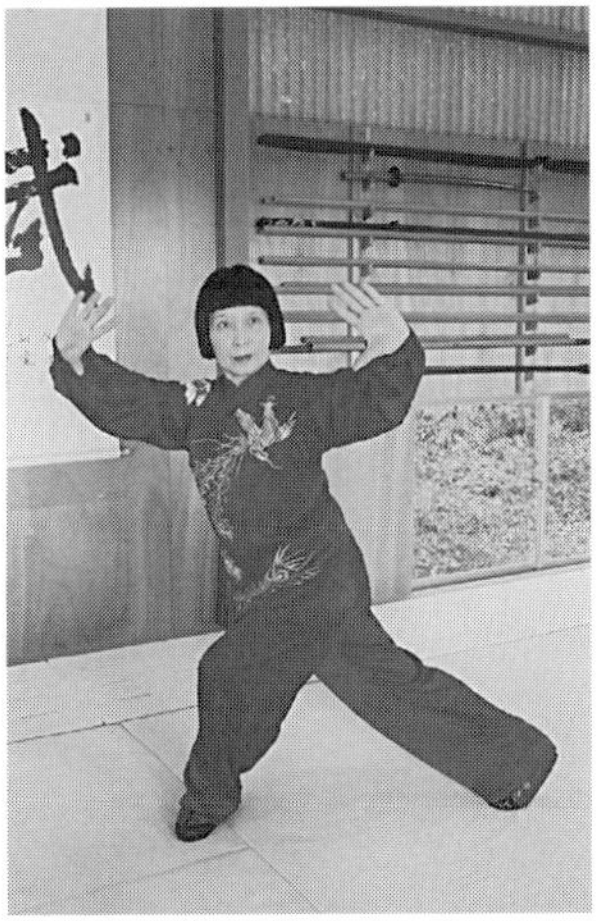
写真　27②

5　吸う（左右反対で1と同じ）

肛門を上に引き上げる。重心を左足に移す。右足は左足に揃える。膝は伸ばす。両手の掌の中心は下に向けながら右側に弧を描きながら肩の高さに移す。手の掌の中心は前に向ける。右腕は自然に伸ばす。左手は右腕の肘の所に置く。眼は右手遠方に向ける（写真24参照）。

6　吐く（左右反対で2と同じ）

お腹と肛門の力を抜き、身体の重心は左足に移す。左膝は曲げる。右足は右に一歩広げる。同時に両手は続けて顔の前から左に移す。右手は左腕の肘の所に止める。指先は上に向ける。左手は自然に伸ばす。指先は上に向ける。眼は左手遠方に向ける（写真25参照）。

7　吸う（左右反対で3と同じ）

肛門を上に引き上げる。体の重心を右足に移す。左足は右足の後ろから一歩引く。両膝は低く曲げる。両腕は少し下げる。眼は左手遠方に向ける（写真26参照）。

8　吐く（左右反対で4と同じ）

お腹と肛門の力を抜く。そのままの足の姿勢で座る。同時に両手は下から弧を描きながら右方に伸ばす。掌の中心は右に向ける。窓を開けて外を見るようなつもりで、眼は両手の間から右遠方に向ける（写真27①または②参照）。

左足を右足に揃える。膝をゆっくり伸ばす。両手は弧を描きながらお腹の前に掌の中心を下に向ける。指先は前方斜めに向ける。眼は前方に向ける（写真28）。

▼動作の時、足と腕の動きを協調させてバラバラに動かさないこと。両腕を動かす時、力を抜くことが大切。この動作の時は、意識を両手の掌の中心にある労宮の穴に置く（労宮：図B参照）。

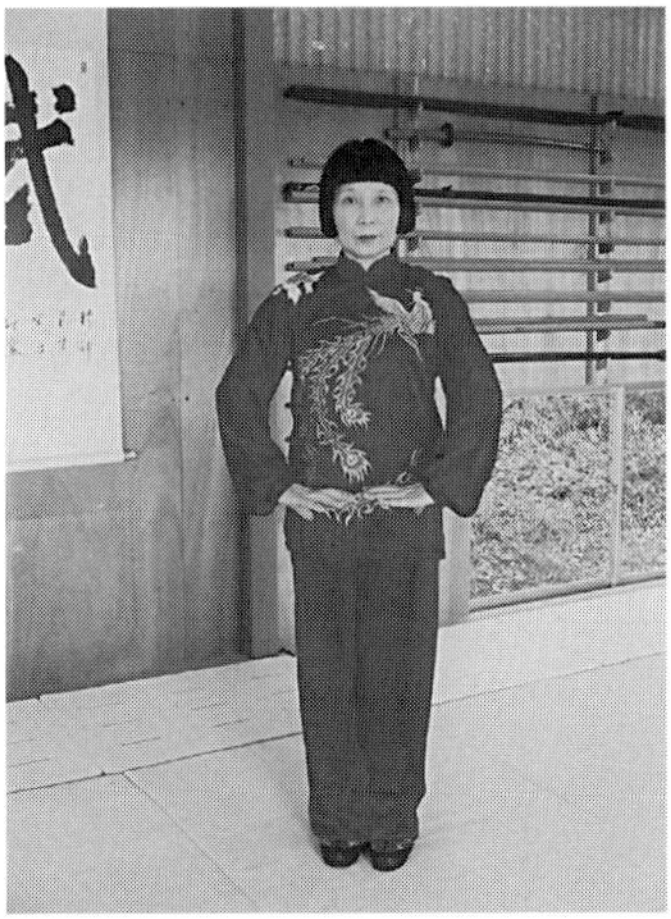

写真　28

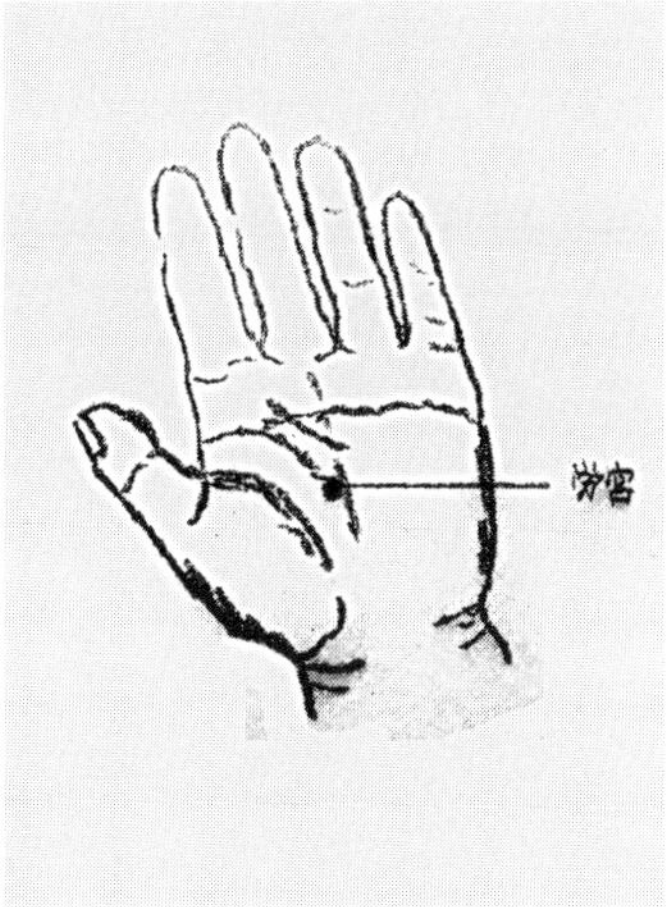

図B　労宮

第七式　迎風揮塵（インフンタンチェン）

風に吹かれた埃が衣服についたのを払うように　―関節炎リュウマチに効果がある―

1　吸う

肛門を上に引き上げる。両腕は弧を描きつつ下から内に捻りながら肩の高さまで上げる（掌は後ろを向く）。腕は自然に伸ばす。同時に体を左のほうに少し捻る。眼は左手に向ける（写真29）。

重心は右足に移しながら膝を少し曲げる。左足は左前方に爪先は上げたままで、一歩踵より踏み出す。膝は自然に伸ばす。両腕は肩の高さのまま前方に肩幅まで移す。その時、手の掌を小指側に捻りながら行い、前方に来たときは小指側が上向きとなり手の甲側が向き合う。両手で丸く玉を掬うように、手の掌を上に向ける。眼は両手に向ける（写真30）。

両手は、胸の前から弧を描きながら、両腰の内側に手の甲を付ける。手の掌は上を向ける。眼は左前方に向ける（写真31）。

2　吐く

お腹と肛門の力を抜き、リラックスする。体の重心を左足に移す。右膝は自然に伸ばす。同時に両腕は下からゆっくりと弧を描きながら、前方肩の高さまで上げる。その時、両手の掌の中心は外斜め下に向ける。眼は左前方に向ける（写真32）。

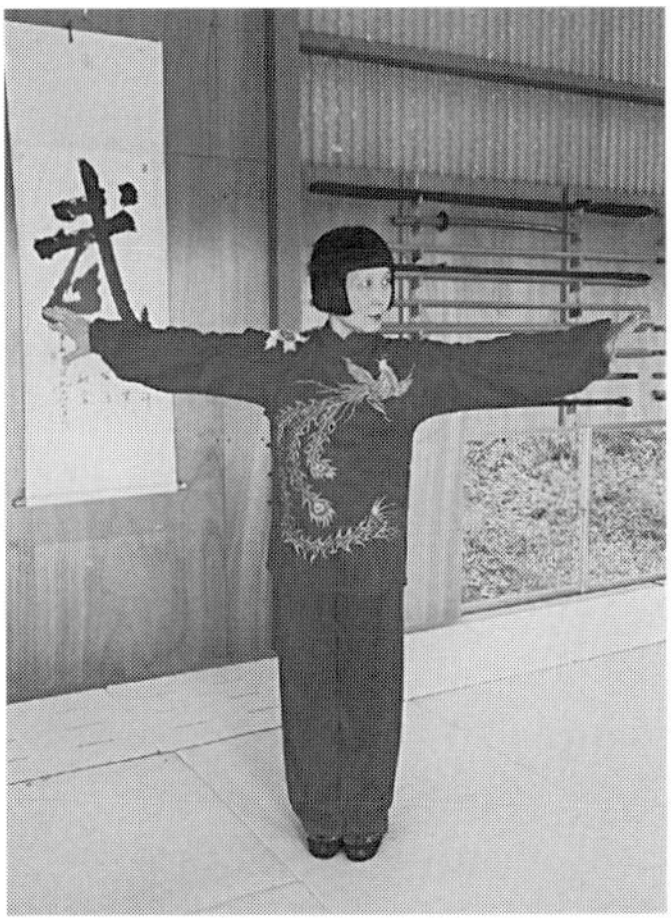

写真　29

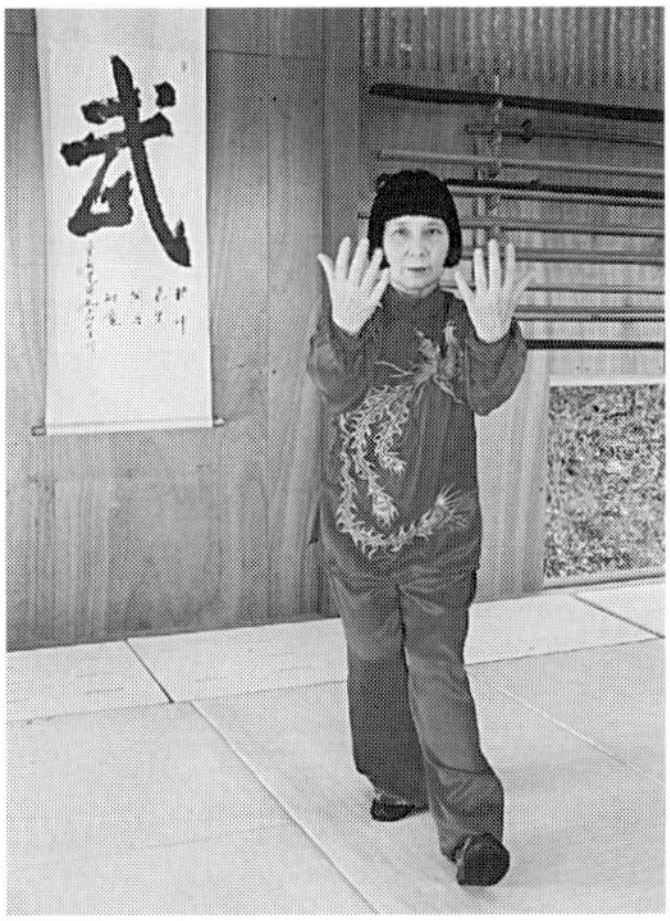

写真　30

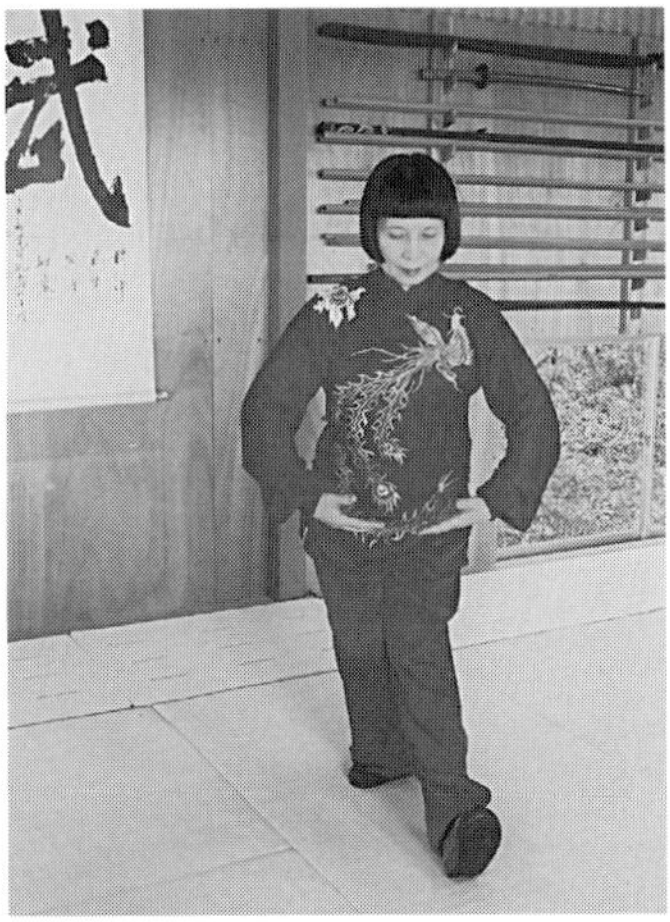

写真　31

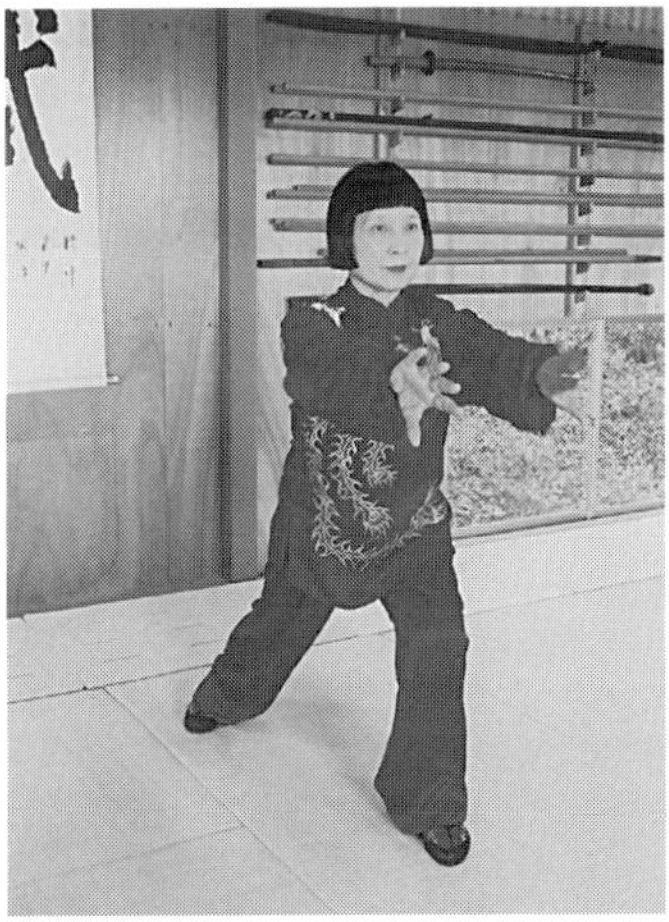

写真　32

3　吸う（1と同じ）

肛門を上に引き上げる。体の重心はゆっくり右足に移動する。右膝は少し曲げる。左膝は伸ばす。左足の爪先は上に上げる。同時に、両手は小指側から捻りながら腰の内側につける。その時、手の掌は上を向ける。眼は左前方に向ける（写真31参照）。

4　吐く（2と同じ）

お腹と肛門の力を抜き、リラックスする。体の重心を左足に移す。右膝は自然に伸ばす。同時に両腕は下からゆっくりと弧を描きながら、前方肩の高さまで上げる。その時、両手の掌の中心は外斜め下に向ける。眼は左前方に向ける（写真32参照）。

5　吸う（1と同じ）

肛門を上に引き上げる。体の重心はゆっくり右足に移動する。右膝は少し曲げる。左膝は伸ばす。左足の爪先は上に上げる。同時に、両手は小指側から捻りながら腰の内側につける。その時、手の掌は上を向ける。眼は左前方に向ける（写真31参照）。

6　吐く（2と同じ）

お腹と肛門の力を抜き、リラックスする。体の重心を左足に移す。右膝は自然に伸ばす。同時に両腕は下からゆっくりと弧を描きながら、前方肩の高さまで上げる。その時、両手の掌の中心は外斜め下に向ける。眼は左前方に向ける（写真32参照）。

お腹と肛門は、力を抜きリラックスする。左足は戻し右足に揃える。両膝はゆっくりと伸ばす。同時に、両手は両側から少し弧を描きながら腰の所につける。掌の中心を下に向ける。眼は前方に向ける（写真33）。

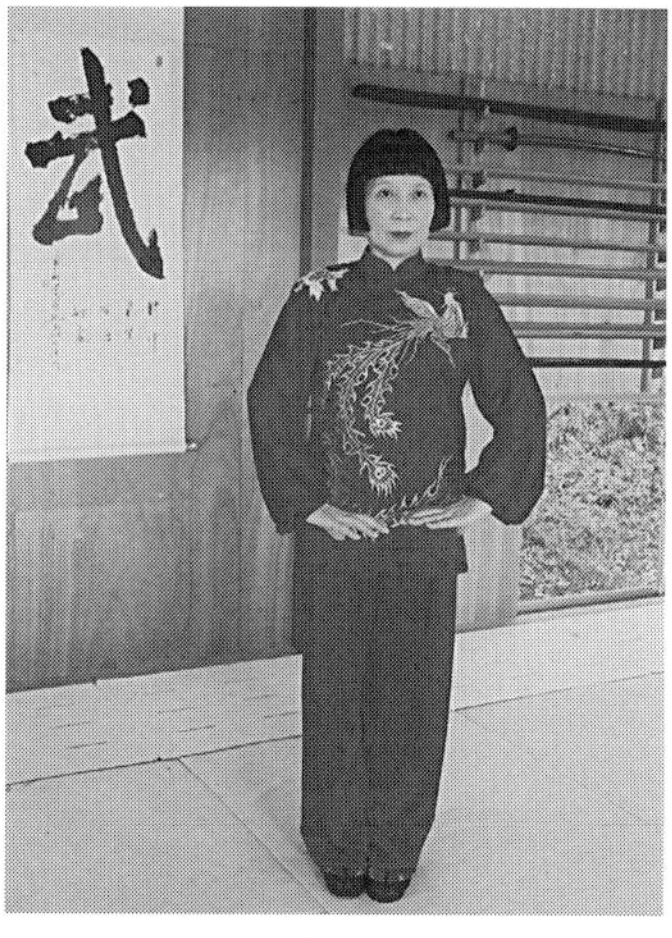

写真　33

7　1から6の動作を左右反対で行う

① 吸う。肛門を上に引き上げる。両腕は横に弧を描きつつ下から内に捻りながら肩の高さまで上げる（掌は後ろを向く）。腕は自然に伸ばす。同時に体を右の方に少し捻る。眼は右手を見る（写真29参照）。

② 重心は左足に移しながら膝を少し曲げる。右足は右前方に爪先は上げたままで、一歩踵より踏み出す。膝は自然に伸ばす。両腕は肩の高さのまま前方に肩幅まで移す。その時、手の掌を小指側に捻りながら行い、前方に来たときは小指側が上向きとなり手の甲側が向き合う。両手で丸く玉を掬うように、手の掌を上に向ける。眼は両手を見る（写真30参照）。

③　両手は、胸の前から弧を描きながら、両腰の内側に手の甲を付ける。手の掌は上を向ける。眼は右前方に向ける（写真31参照）。

④　吐く（2と同じ）　お腹と肛門の力を抜き、リラックスする。体の重心を右足に移す。左膝は自然に伸ばす。同時に両腕は下からゆっくりと弧を描きながら、前方肩の高さまで上げる。その時、両手の掌の中心は外斜め下に向ける。眼は右前方に向ける（写真32参照）。

⑤　吸う（3と同じ）　肛門を上に引き上げる。体の重心はゆっくり左足に移動する。左膝は少し曲げる。右膝は伸ばす。右足の爪先は上に上げる。同時に、両手は小指側から捻りながら腰の内側につける。その時、手の掌は上を向ける。眼は右前方に向ける（写真31参照）。

⑥　吐く（2と同じ）　お腹と肛門の力を抜き、リラックスする。体の重心を右足に移す。左膝は自然に伸ばす。同時に両腕は下からゆっくりと弧を描きながら、前方肩の高さまで上げる。その時、両手の掌の中心は外斜め下に向ける。眼は右前方に向ける（写真32参照）。

お腹と肛門は、力を抜きリラックスする。右足は戻し左足に揃える。両膝はゆっくりと伸ばす。同時に、両手は両側から少し弧を描きながら体側に下ろし、元の姿勢に戻る。眼は前方に向ける（写真33参照）。

▼足の移動の時、重心を崩さないように安定すること。重心を後ろに移した時や前に重心を移した時に、上半身を前に屈めたりして傾けないこと。意識は手の掌の労宮の穴に向ける（労宮：図B参照）。

第八式　老翁拂髯（ラァオフンフウジャァン）

老人の長い顎鬚を撫でるように　―自律神経不調に効果がある―

1　吸う

肛門を上に引き上げる。重心は右足に移動する。右膝は曲げる。左足は左に一歩肩幅に広げる。その時同時に、両手は体の横に肩の高さまで上げる。両手の掌は後ろに向ける。眼は左手遠方に向ける（写真34）。

続けて体の重心は、左足に移動する。左膝は曲げる。同時に、両腕はその位置で掌を上に向ける。眼は左手遠方に向ける（写真35）。

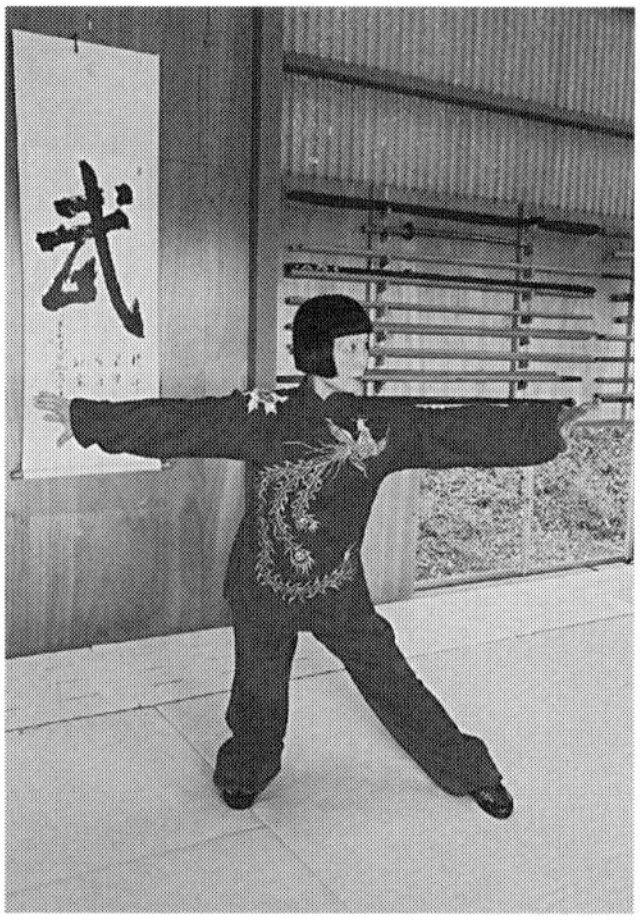
写真　34

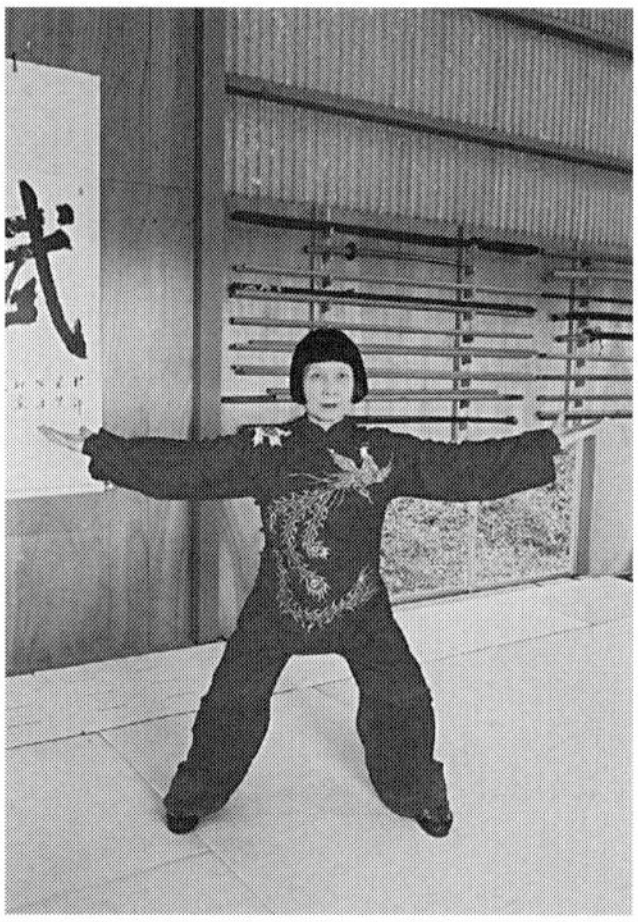
写真　35

２　吐く

お腹と肛門の力を抜きリラックスする。右足は左足に揃える。両膝を自然に伸ばす。両手は顔の前から（老人が長い顎鬚をなで下ろす動作）体の前を通り、掌を下に向けながら体の横に自然に下す。眼は前方に向ける（写真36）。

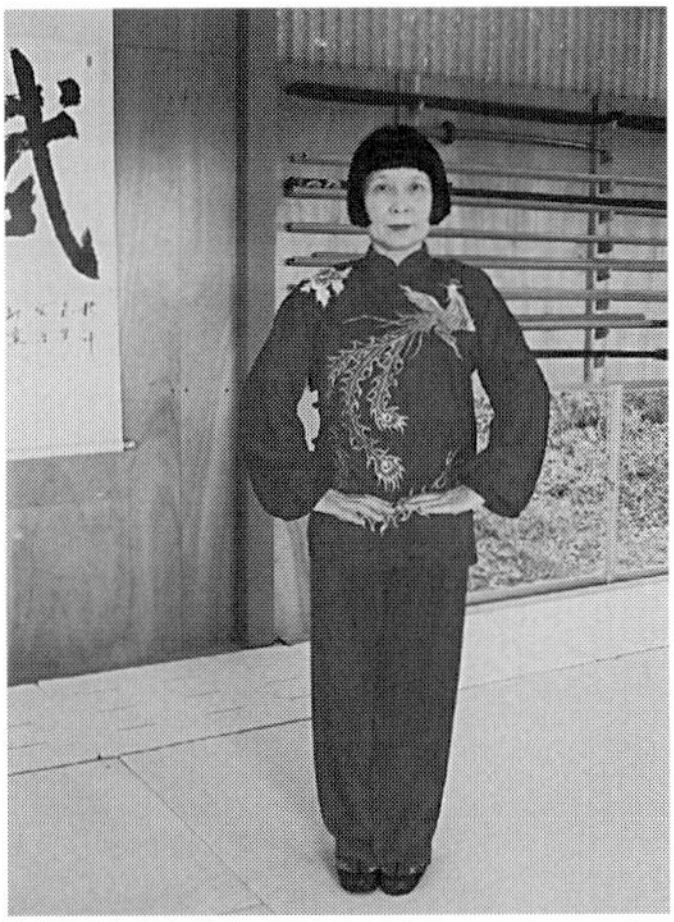
写真　36

３　吸う（左右反対で１と同じ動作）

肛門を上に引き上げる。重心は左足に移動する。左膝は曲げる。右足は右に一歩肩幅に広げる。その時同時に、両手は体の横に肩の高さまで上げる。両手の掌は後ろに向ける。眼は右手遠方に向ける（写真34参照）。

続けて体の重心は、右足に移動する。右膝は曲げる。同時に、両腕はその位置で掌を上に向ける。眼は右手遠方に向ける（写真35参照）。

4　吐く（左右反対で2と同じ動作）

お腹と肛門の力を抜きリラックスする。左足は右足に揃える。両膝を自然に伸ばす。両手は顔の前から（老人が長い顎鬚をなで下ろす動作）体の前を通り掌を下に向けながら体の横に自然に下す。眼は前方に向ける（写真36参照）。

▼意識は丹田に向ける。体の力を抜き、十分にリラックスすること。手や足の動きをバラバラにしないで、調和を取りながら行うことが大切。呼吸は吸う時も吐く時もゆっくりと細く長く行う。

体験談

多くの皆様からのご寄稿の中から、一部をご紹介いたします。

（順不同・敬称略）

早いもので、私が北公民館で気功を習い始めて十七年になりました。

最初は軽い気持ちで始めましたが、今では私の日常に寄り添わなくてはならない癒しの時間になりました。

気功をしていると心がゆったりしてきて穏やかな気持ちになってきます。

指先がジンジンしてきて体が暖まります。

でも、私がここまで長く気功を続けてこられたのは、いつも変わらないリャン先生のあたたかくて可愛い笑顔に引き寄せられているからなのです。

先生との出会いに感謝して、これからもせっせと公民館に通っていきたいと思います！


（井上　美紀）

梁薇先生と気功に出会って

私は三十年前、仙骨腫瘍という悪性のガンになり手術、抗がん剤、放射線等の治療で三ヶ月間の入院をしました。再発を心配していた私に友人から素晴らしい気功の先生がいらっしゃると梁薇先生の講座に誘われ、お世話になって二十五年になります。

いつも先生の変わらぬ笑顔と優しさと良い気に満ちたお教室で呼吸と気の流れとツボを意識する気功によって、ガンを取り除いた体の奥深いところをかき回されているような嫌な不快感が徐々に薄れ、いつの間にか気にならないようになっていました。そのうえ私の悪性がんは今では老化と共に多少の後遺症はあるものの、お陰さまで再発しておりません。

また、梁薇先生は我々生徒の体調のこと家庭のこと等々超高性能のコンピューターのような記憶力で覚えていて下さり、優しく的確なアドバイスをして下さいます。

梁薇先生の良い気の強いパワーと気功の大きな力で四半世紀もの長い年月守っていただいておりますことに感謝いたしております。


（今村　潤子）

気功は人生を変える不思議な力を持っている

梁先生に初めてお会いしたのは、二〇一六年の秋、経営者のための気功合宿「赤パンの会」でした。

私は夕方から少しだけ顔を見せ、講習後の餃子作りだけに参加して、気功をせずに帰ったのを覚えています。

その半年後、しっかりと気功を学びたいと合宿に参加しました。

先生は私を覚えて下さっていて、会うなり「来たね！」とにっこりされました。

初日の講習の後、先生が声をかけてくださり私の掌に手のひらを合わせ、私の状況を感じ取ったかのように「気功を学ぶといろんなことが整うし、眠っている才能が出てくるよ、だから続けてください」とアドバイスをくれました。

驚きとともに、なんだか涙が出そうになったのを今でも覚えています。

実は、その時期、親、兄弟、家族と事故が続き、経営している会社のトラブルが起こり完全に行き詰まっていました。本当に苦しい時期でした。

私の通っている気功合宿では、経営者の会ということで、基本的な気功の型を丁寧に時間をかけて何度も繰り返し、気を感じる訓練をすることが中心となります。

やがて、日常でも感じることができるようになると精神的にも落ち着き、欲とか執着とかに振り回されることがなくなり、心が穏やかで整っていきます。そして、今まで気づかなかった自分の能力を見つけたり、良い流れを感じることができるようになります。

私の場合も、会社の新しい事業が生まれたり、家族がより結束したり、パートナーとの新しい絆ができたり、忘れていた絵を再び趣味としたりと、あれだけ苦しかった状態が徐々に解決し、時間の余裕や、心の自由が生まれ、あの苦しかった時期にも、感謝できるようになりました。

大袈裟でなく「気功は人生を変える不思議な力を持っている」と確信しています。

先生の周りには、先生を慕って集う「親戚」のような仲間がいます。

これからもゆっくりと味わいながら皆と「気功」を学んでいきたいと思います。

梁先生に感謝を込めて。


（犬飼　健太郎）

気功の基本のストレッチと発声は、続けていく内、身体にしっくりとあう時が来ます。体が力まず伸びようとする時、声が身体に響き振動する時、要らないものを出し切り、入ってくる空気の柔らかさを感じる時、気持ちいい瞬間です。

日常生活でも所作が変化してきます。力を抜いた柔軟な動きは、柔軟な思考を導いてくれます。気持ちいい瞬間が増え、その時々の大切なアドバイスを梁先生からいただき、さらに成長していけます。日々気付きがある生活は、齢を重ねる事も楽しみへと変えてくれました。

（上山　由美）

喜多郎のシルクロードの調べに合わせ、ゆったりと体を動かす。果てしなく広がる茫漠たる大地、あるいは滔々と流れる悠久の大河を思い浮かべながら、ゆっくりと息を吸い、静かに長く息を吐く。次第に雑念が消え、無我の境地に入ってゆく。梁薇先生から気功・太極拳を習い始めたのは十五年くらい前のことである。それまでは毎日仕事に追われ、慌ただしい生活を送っていた私は、いかにゆとりがなく、呼吸も浅く、短いかを思い知らされた。以前、中国へ出張した際、早朝、ホテルの近くの公園で大勢の老若男女が揃ってゆっくりと体を動かしている光景を目にし驚いたことがある。それが中国武術を源流とし、代々受け継がれ、改良され、発展してきた太極拳であることを知り、いつか習いたいと思っていた。仕事にもやや余裕ができ、梁薇先生の教室に通い始めたが、最初は呼吸は乱れ、動きもぎこちなく、先生の動きをまねるのが精一杯であった。教室に通い続けるうちに、ゆっくりとした呼吸リズムと丹田、労宮あるいは命門のツボへの意識の集中が少しずつできるようになってきた。またゆっくりとした動きを繰り返すうちに、体のみならず心のバランス感覚もよくなってきた。内気功だけでなく梁薇先生による外気功のお陰で、全身から悪い気が少しずつ減り、良い気が多く巡り始めたのか、肉体的にも精神的にも安定した生活ができてきているように思われる。特にゴルフに好影響で、中国グランドシニア選手権で三位となり、二〇一〇年には岡山県グランドシニア選手権で優勝できた。また、教室が終わった後、食事をしながら梁薇先生から中国の歴史や文化、生活様式、日本との比較文化論、太極拳の心などのお話を伺うのも大きな楽しみである。いまや私にとって毎週の気功・太極拳教室は最大の楽しみであり、何よりも優先すべき生活の一部となっている。今の体力と脳力を維持できるかぎり、これからも気功・太極拳を続けていきたいと思っている。

（梅本　進）

気功太極拳との出会いは
急性関節リュウマチとの戦いの
最中でした　出口の解らない心の安らぎの無い日々でした
そんな時逢えたのです　静、動
呼吸の働きによる　私にとって

一番の健康法がリャン先生に導かれ　学ぶの語源は真似るにあるをモットーに唯無心の気持ちで
御指導頂き心の病から治り始めて現在にいたりました
素晴らしい先生の御指導お人柄に引かれ今日迄持続出来たこと
嬉しく何よりも宝ものです
足、腰、心身の健康を自負し
大好きなオーケストラをハイヒールを履いて聞きに行ける私
幸せは自分の心の中に有り
太極拳、気功に出会えた幸せ日々感謝です

（大森　初子）

気功と梁先生へ感謝

二十代から通わせて頂いておりますが、当時の私は健康のため、日頃の運動不足解消くらいにしか考えておりませんでした。しかし、十年前、更年期と共にある事が引き金で突然の不調に襲われました。不安な日々を送りながらも先生の温かい御指導で気功の教室には通わせて頂きました。この時初めて気の流れの大切さ、悪い気を溜めず出す事の大切さを知る事が出来ました。日々元気で過ごせる幸せ、本当に感謝です。

（岡　笑佳）

娘二人が幼い時夫が亡くなり、仕事と子育てが手に付かず、鬱状態になりました。その時気功教室で梁薇先生と出会い、気功を続ける事で私も仕事に復帰出来来、娘二人も無事成人出来ました。気功のおかげで人生が明るく楽しくなった事に心から感謝しています。

（岡部　由美子）

太極拳と気功教室にて私は、将来、少林寺を尋ね、黄山で座禅する時を意識しながら、毎週、梁薇老師の「気」場で楽しく修行している生徒ですが、折角の機会なので、法華教（方便品第二）をお借りして教室での雰囲気を（想い）出してみます。

まず、如是相（にょぜそう）。かくのごとき（以下、同じです。）「相」（姿・振る舞い）というのは、老師の教室に入る前の私たち生徒各人の世間です。②次に、如是性（にょぜしょう）です。「性」は、性質とか性分のことで、生徒各人が教室に入る前に、世間に示している自分の性格です。③如是体（にょぜたい）。ここから、教室の中です。「体」は、「身体」ではなく、「本体」とか、生命それ自体のことで、教室の中に入って、梁薇老師の「気」場で感じることができる「本体として（宇宙とつながった）自分」のことです。④如是力。「力」とは、「本体としての自分」に目覚めると、その内に秘めた力・力用・潜在能力が出てくるはずです。⑤如是作。そのために、老師の立ち振る舞いを真似ながら、一体感を味わうように努力します。すると、秘められた力が顕現した動「作」となっていきます。⑥如是因。そうすると世間的な「業」から解放され、宇宙の中心的な「原因」

世界に触れることができます。⑦如是縁。「因果」に「縁」も加わります（老師と出会ったのも多生の縁です…）。⑧如是果。そのようにして、お腹や掌（たなごころ）に暖かい気を感じるようになると、新しい「習果」が出てきます。⑨如是報。それは世間に戻ったときに報いられます。⑩如是本末究竟等（にょぜほんまつくっきょう等）。気功太極拳教室で宇宙の根っこにある「気」を感じ、明日から新たな人生と運を切り開けるのです。辛苦了（お疲れ様でした）。再会。

（岡本　健二）

気功を梁先生に習いはじめてから十五年程経ちます。

初めの頃は動きをまねる事で精一杯でしたが、動作と呼吸を合わせないと効果がないという事を学びました。

身体の調子が今ひとつの時は呼吸が浅くなりがちだと感じています。

そんな日でも気功をしていくと段々と息が続くようになり、指先がジンジンしてくるような感覚になる時があります。

何か心配事がある時でも梁先生の顔を見て、みんなと一緒に気功をする事で前向きになれる気がします。

（奥山　康江）

養生の道

ヨロイを着て過緊張の生活を送っていた私。偶然の必然か、ある教室で梁薇先生に巡り会うことができた。

「なんてチャーミングな先生だろう。優美な動きに見惚れてしまう。随分ゆっくり動くんだなあ。あれ、間がもてないぞ。私の呼吸が浅いからか。両手に太陽と月を捧げるようにって。じわじわと体が温かくなってきた。爪が桜色になった。背が伸びたような気がする。ああ、スッキリした」はじめての気功の練習は私の心身に染み込み、日常という檻の外に自分の足場ができた瞬間だ。以来、練功を通して「邪気を捨て、自己認識を深めながら、セルフコントロールをする手がかり」を求めてきた。おかげさまで、持病をかかえながらも、檻の中の格闘に一つの区切りをつけることができた。

これからも、私なりに少しずつ真気を高めていきたいと思う。陰陽の平衡を保ち、精・氣・神の鍛錬と徳を積まれた梁薇先生に導かれながら。

「ハッハッハッハッハッ」感謝

（加藤　律子）

梁薇先生が当寺で奉納演武をして下さって早、二十年。初めてお会いしてから今日の日まで、今も全く変わることのない誠意ある優しさと思いやりのお姿には本当に驚くばかりで心から尊敬させていただいています。先生は無尽蔵に広がるこの自然界の清澄な氣を全身全霊で体得され、氣によって導かれた運氣をさりげなく世のため人のために捧げられておられます実践は、まさに思いやりの実践そのものだと思います。また、その場の雰囲気を一瞬にして温かく包み込まれるその氣の凄さは邪気のない梁薇先生だからこそ発揮できる尊い慈悲の人徳だと思います。

演武後の　輝く瞳とその素顔　真の無邪気に　出会う幸せ
堂内で　時空を超えた　奉納演武　思いは常に　他人の幸せ

一期一会、梁薇先生との有難いご縁に心から感謝を捧げます。

（狩野　孝祐）

気功を始めて四年になります。気功のいいところは、自分で自分の呼吸を整えられることです。私は、いつも気がついたら体に力が入っています。だから呼吸も浅く、意識して深呼吸しなければいけません。気功を教わると、呼吸はただ肺やお腹だけでするのではなくて全身を使っておこなうものだということがよくわかります。梁先生のしなやかで、切れのある動きを真似したいと思いつつ、いつもぐらぐらしている私です。でも先生がいつも「ご自分のリズムで」「ご無理なさらないように」と穏やかにおっしゃってくださるのがとてもありがたく、ずっと続けていきたいと思っています。

（川鍋　暢子）

わたしの気功入門記

「そろそろ練習しにおいで。潮時かもよ。」と梁先生に言われたのがきっかけで、先生の気功・太極拳の教室に通いだした。生来食が細くて体重をコントロールしなければならない悩みと無縁だった私には、「潮時」の意味が分からなかった。それ以上に初めて参加したレッスンの、呼吸のコントロールをしながらツボを意識して行う動作が体のいったい何に効いているのか、さっぱり分からなかった。「ほんとに必要なのかなあ。」というのが、始めた頃の私の正直な感想だった。「ちょっと、まじめにやらないといけないかも。」と思い出したのは、健康診断で体重に対して脂肪の比率が人より高いと言われた時からだった。「隠れ肥満」という言葉が頭を横切り、お医者の先生に意識してスポーツに取り組んで筋肉の量を増やすようにとアドバイスされたのもショックだった。

それからは依然としてわけはわからないにしろ、とにかく先生のやっているのを見てその通りにすることに集中した。するとまず練習の終わり頃に先生に気功をしてもらうために横になると爆睡するようになった。短時間なのにくかっと寝てしまう。家に戻っても良く眠れるようになった。

さらに、手のひらのツボを意識して気功をしていると何かあたたかいものが手のあたりに感じられるようになってきた。「気が循環しているからみんないろいろに感じる。練習していくとどんどん感じ方が変わってくるよ。」と先生に言われて、やはり訳はわからないが、分からないなりに何か変化が起こり始めているのかな、と思った。とりあえず、練習しているときはとても気持ちがいい。

「選手も含めていろんな人を見てきているから、あなたはそろそろまじめに運動しないといけないと思った。」とは後日、梁先生から聞いた話だ。年齢の割に姿勢が悪いのが気になったのだそうだ。そういえば「筋肉の量が少ないと猫背などになりやすい。」とお医者さんも言っていたなあ、と思い返したのだった。

（木村　泰枝）

梁薇先生との出会い
気功を学ぶ

私は乳がんをきっかけに、パートナーに連れられてリャン先生の気功合宿に伺うことになりました。ありがたいことです。

手術後すぐでしたので、体力もなく体調もすこぶる悪い時期でした。

梁先生が外気功で患部に働きかけてくれた時、患部から古い気が動いたのでしょうか、辛かった出来事が蘇りました。私は嗚咽し大声で泣きました。これほど辛く感じていたとは知らず、自分で自分に驚きました。

梁先生は私が解放したものを感じ取られ、私の記憶が見えたのだろうかと思うほどぴったりの言葉をかけてくださいました。その言葉の優しさと的確さにまた涙が出ました。他人の痛みを感じることもまた、楽では無いだろうと思い、梁先生に申し訳なく思いました。その後は梁先生に頂いた優しさを想うたびに、元気でいようと力が沸きます。気功の練習をすると体調も良くなりますし、奥が深くて、ずっとやっていたくなります。教えていただいている気功の八式の中には、背骨をゆっくりと下から捻っていくものがあります。私の動きを見て梁先生は、捻る動きが胸椎の中程に来ると、動かない箇所があることに気づいてくれました。気をつけて動かすように練習しましたら、鳩胸と言われ膨らんでいた胸周りがすっきりと落ち着いたのでした。

ずっと力を入れて、鎧を着ているみたいに膨らんでいた胸回りの変化。体が整っていくのは、本当に気持ちの良い体験です。

梁先生の写真や文章の気に触れることもありがたく、勉強になります。何より、これからも気功の練習を楽しみにしています。

（木村　由紀）

先生から気功・太極拳を学んで、転勤等による中断期間もありましたが、早いもので二十年が過ぎました。最初は、気で相手を倒したり、病気を治したりということに憧れて学び始めましたが、今は、気功により自分の中に感じる〝気〟の心地よさや恍惚感、練習後半に先生に当ててもらう気による心身の疲労回復が、練習を継続する大きな要因となっています。今後とも、先生の指導のもと〝気〟にこだわり練習を続けていきたいと思います。

（桑村　功士）


「息を吸って吐く」生きている上では当たり前のこと。しかしながら近年、日常生活の中で呼吸は浅くなっているように感じる。

「意識を丹田に持って…」梁薇先生の声が静かに響く。ゆっくりと深く呼吸する。身体から余分な力が抜けてリラックスしていくのを感じる。私はこの時間が好きだ。

たかが呼吸、されど呼吸！

三十年以上続けてきた気功と太極拳は、歳を重ねると共に大切なものになっています。

梁薇先生、これからもよろしくお願いします。


（佐藤　佳子）


私達が、梁先生の気功合宿に参加したのは今から四年ほど前になります。

毎日の習慣に少しずつではありますが、気功を取り入れております。

以前と比べて、体調も良くなり風邪ひとつひかなくなりました。

日々実行していくにつれ「心が整う」という感覚があり、全てが好転していっているように強く感じます。

会社の経営もしかりですが、家族としての健全な在り方が整ったことをとても嬉しく思っております。

私達は長男と長い確執があり、悩んでいましたが、先生に相談し長男と面会して頂いてから長男の態度も変わり、長男との距離が縮まりました。その後すぐ長男も結婚し子供も授かり、今では後継者として入社しております。

また気功合宿では、梁先生のお人柄でいつも場の空気が良くなり、まるで仲の良い家族のような雰囲気になります。

私達の家族を整えて頂いたのも先生の「気」のお陰だと思います。

私達も精進して先生のような良い気を出せるよう頑張ります。

（柴田　勝己・徳美）

詩吟仲間のＦさんに誘われて、梁先生とのご縁を得て、早八年。ある時、気付いたのですが、年に一、二回大風邪をひいて三、四日寝込んでいたのに、ここ何年も寝込んでいない！それに、私は、ウジウジと思い悩む人なのですが、「まあ、何とかなるさ」と、気持ちを前向きに切り替えられるようになっていました。こうしてみると、私は自分でも気付かないうちに、先生から良い気をたくさん頂いて、心身共に元気になっていました！梁先生、多謝！謝謝！

（鈴木　一子）

一九八六年、朝日カルチャーセンター岡山が開設され、私が洋画の講師を務めていたころ、梁先生にチャイナドレスでモデルをお願いした事がありました。暫くして私自身が絵の仕事で多忙となり、肉体的、精神的に追い込まれて、同カルチャーセンターを辞めた際に、センターの方が気遣ってくださり、梁先生の太極拳の教室（山陽新聞カルチャープラザ）をご紹介くださって以来、私は次第に健康を取り戻して精神的にも安定、画業も順調に運んで現在に至っております。

スポーツが苦手で太極拳の技は覚えられず、ただ健康法として続けていますが、お陰様で喜寿を超えた今も、検査以外には殆ど病院や薬に頼ることなく、現役で仕事を続けています。それは偏に太極拳指導者を超える梁先生のお人柄の魅力と、常に受講者の状態を把握し、時宜を得たアドバイスを下さる先生のお陰だと心から感謝しています。

（洋画家　立花　博）

運動の苦手な私には、動きが身体に入るまで、長い時間が必要でした。ただ、しみ込んだ分は、身体も心も変化していく実感が、十五年を越えた今も続いています。

それまで意識してなかったこだわりが、いつの間にかほどけていったようです。気付くと、アトピーも寛解してきました。頭で考えていたことに、身体で感じる軸が加わったと思います。

これからは、身体、心、世界の中心をより確かに感じられるように続けていきたいです。

（田中　寛子）

梁先生の気功太極拳教室に通い始めて十数年が経つ。心身の変化のうち、いちばん顕著なのは冷え症が治ったことだ。

太極拳は、中腰のスクワットのような体勢で丹田に気を置きながらゆっくりと移動・動作を行うので体幹や筋肉が鍛えられて筋肉量が増え、血行も良くなる。また呼吸を常に意識するので深くしっかりした呼吸が出来るようになる。それらを長年継続して来たことにより基礎代謝が徐々に上がり、その結果として冷え症が治ったのだ。

さらに体幹が鍛えられることにより、体の真ん中に一本の芯が通ったように安定し、軸がぶれなくなり姿勢もよくなった。

耳に心地よいＢＧＭは、動作と呼吸に自然と集中できるため雑念がなくなり、何も考えない時間を持つことができ、運動とは言えゆったりとリラックスした精神状態になる。

挨拶の揖から始まり、ストレッチ、柔軟体操、内気功による内臓等の働きを整える体操、太極拳（筋トレ）ののち、横になり梁先生の外気功で各人の弱っている部分を本来のあるべき姿に調整していただく。

こうして受けた一時間半のレッスンのあとは心身共に爽やかで健やかになっている。

梁先生の気功太極拳教室は、各種運動の組み合わせによる身体の鍛錬はもちろん、呼吸法とリラクゼーションにより精神の安定にも大きな効果があり、なにひとつ足りないもののない素晴らしい教室だと十数年継続した今、心からそう思う。

（長尾　裕美子）

梁先生の健身気功教室に何度か参加させて頂いています。一泊二日の気功三昧・気功づけの教室です。参加して感じ得た事は、気の体感であり、気の巡りでした。朝から夜まで、四十分の気功指導（錬功）～十分の休憩―このセットを繰り返します。気を感じ、気を練り～時には梁先生から気を送ってもらいます。立位では虎の構えで気を巡らせ、坐位では頭上に両手をかざして気を巡らせ、臥位では全身の力を抜き、手のひらの労宮のツボを刺激し気を巡らせます。また梁先生から個別に気を送ってもらうと、気の流れをよりいっそう感じます。普段の生活では感じる事のないリラックス感とゆるやかな呼吸が融合して、頭のてっぺんから足底までゆっくりと意識が動き通過するような感じがします。日常生活の中で緊張と不安を強いられる現代では、心の病や自律神経失調症が増えています。病んだ心で、自身の心を制する事はできません。また薬で心を制する事もできません（私自身開業医ですが…）。緊張と不安の解消、張り詰めてバランスのくずれた自律神経を回復させてくれるのは、心身一如の健康法である健身気功が最適と私は思っています。

（中津　武志）

心身強くなって不安や恐れから解放されたくて、気功・太極拳・中国武術を教わり始めました。梁薇先生はいつも「考えすぎず、気楽に」と声をかけてくださいます。当時は考えないなんて無理だし、気楽になんかなれないと思っていました。それが二十年間教わり続けた今は、自然と力が抜けて、自然と良い流れが入ってくるようになりました。合わせて不安や恐れも随分和らぎました。これが「気楽になる」という事なのかなあと身を持って感じています。
今までを振り返ると本当に感謝ばかりです。
これからもどうかよろしくお願いいたします。

（沼本　暁子）

気功を続けていて、最初に具合が良くなったのは膝です。立ったり、座ったり、歩いたりに困っていたのに、いつの間にかスムーズに動けるようになりました。
次には手のひらが温かくなり、手のこわばりがなくなりました。そして、すぐ腰痛を起こしてコルセットを付けていたのがこの十年ぐらいまったく要らなくなりました！そして、気持ちにゆとりができました。以上が気付いたことです☺

（橋本　美佐子）

時間に追われ、あわただしい日々を送っていた頃に、梁先生の気功と出会い、ゆったりした時間を持つ楽しみを知りました。呼吸も動きもゆっくり、のびのびと、気功をしていると身体中の流れがよくなり、暖かくなってきます。心身ともにゆるみ、そのまま寝たい気分になります。今では、気功が何よりの楽しみになり、これからも奥深い気功を続けて、正しい姿勢と呼吸が自然にできるようにして、心身の健康を守りたいと思います。

（菱川　由子）

リャン先生の気功合宿が湯河原ご縁の杜にて始まったのは二〇一五年から。気功がどんなものであるのか最初は分かっていなかったが、繰り返し開催されるごとに起こる変化の素晴らしさを体感していきました。

まずは自分自身の身体。経営者としていつも気を張り力が入った生き方をしてきた私に、リャン先生が〝がんばらなくていいよ〜〟と肩にふわっと触れた時、すっと力が抜けて軽くなり、そしてその後の気功の鍛錬からも体が必要としている動きや自分の中の静かな感覚が分かるようになってきました。

そして参加者の人たち。回を重ねるごとに殻がとれていき、豊かな人間性が柔らかく表現されていくのを感じています。ご夫婦で参加される方も多くなり、家で一緒に続けながら家族の関係性も高めあったり、他のご家族との交流も深まったり、まるでここは〝親戚の会のようだ〟と気功の場が豊かなコミュニティになっているようです。

そして場の変化です。ご縁の杜の場で毎回気功が行われるたびに、空間そのものの〝氣〟も高められていくように感じています。皆が自分自身と他者との関係性に自然体で取り組んでいくとその空間の〝氣〟が豊かになっていくのだなぁと感動しました。

（湯河原リトリートご縁の杜　深澤　里奈子）

約十年前、息子が柔道をやっていて、肩の脱臼癖があり、医者や整骨院に通っても完治せず、（プールで泳いだり、友達とふざけ合っただけで肩が外れそうになり）困っていました。

その時、気功に出会い、何回かの施術で何年も悩んでいた脱臼癖が完治しました。

その息子の様子をみて、「人間の持っている〝気〟とは何だろう」と非常に興味を持ち、中国の伝統文化である〝気功〟を学び始めました。

あるセミナーで梁薇先生の太極拳の表演を見て、運動でもなく踊りでもない、今まで見たことのないその不思議な優美な動きに魅せられ、何としても指導を受けたいと強く思い、梁先生にお願いいたしました。梁先生の指導を受けるようになって、いつも先生が口癖のように言われる「水の流れのように」の動きが、未熟ながら、これかな？と思うことがあります。体を放松させ、ゆるやかな意識を持ち、ゆったりとした動き、そして静かな呼吸がそろうと、不思議にその動きの中で体と意識が気と共に動き、自然と一体となったような不思議な感覚を味わう時があります。動きながら瞑想をしているような感覚です。この感覚を一度体験すると、気功を止める事は、まず考えられません。

気功を学ぶことは、到達することのできない夢を追いかけているようなものかも知れません。梁先生に長く指導を受けておられる先輩達は、八十歳を過ぎても元気でいらっしゃる様です。

私もその方達を目標に気功の仲間と共に、健康で生き生きと夢を見ながら楽しい人生を送れたらと思います。

（藤井　陽子）

仕事が忙しい日々が数年続き、体調が良くなく「心身を整えるためにヨガか何か始めたいな」と思っていた矢先、梁先生との出会いがあり気功と太極拳の教室に通いはじめました。

初めて教室に行ったときのことは今でも強く印象に残っています。まず気功と太極拳の動作の何とゆっくりなこと！普段生活する上でこんなにゆっくり動くことがないのでとても新鮮に感じました。

そしてしばらくすると強い眠気が…先生に失礼だとは思いつつもあくびがとまりません。後で先生に謝ると「効果が出ている証拠だから何も気にすることはないですよ。」と言ってくださいました。

気功と太極拳を始めて数年経ちますが、未だに気功では呼吸と動作が合わなかったり、太極拳では動作についていくのがやっとだったりと劣等生ではありますが、とてもリラックスした時間を過ごすことができ、また教室の後は心身が緩み疲れがとれる気がします。これからも楽しみながら（上達もしたい！）続けていきたいと思います。

（藤原　いずみ）

気功との出会いは十一年前。見よう見真似で始めた気功が、この十一年間心身のバランスを整えてくれ、仕事も続けられた事は大きな喜びです。ゆっくり身体を動かし声をだし指先まで気の巡りを感じ心身共にリラックスできるのは至福の時間です。リャン先生に出会えてラッキーでした。これからも元気な老後を目指して続けて行くつもりです。

（松原　文子）

梁薇先生の優雅で見事な太極拳・剣に魅了された。また、気功で掌の体温を上げ、強い気を発せられるのに驚いた。十数年続いた朝日カルチャーが終わり、弟子たちは山陽カルチャープラザ・北公民館と梁薇先生の他の教室に移籍した。優しく包み込む人格力に、みんな惹きつけられたのです。

（美木　佐登志）

私は、肺癌の為右肺を半分切除してから五年半になります。三年目の再発が多い中、スリガラス状の影はありますが元気にしています。退院後は五、六メートル歩くのがやっとでしたが、早期に気功を再開しました。最初は苦しく大変でしたが、今は他の人と同じ様に呼吸が出来ます。体調の変化を敏感に感じ、無我の境地になり、ストレスのない世界へ誘われます。まだ労宮のツボしか感じませんが、気功をしている時が至極の時間です。

（森　美枝）

梁先生とのはじめての出会いは今も鮮烈に心に残っています。二〇一四年、はじめて先生の太極拳の演武を拝見した時のことでした。不思議なことにその美しく力強い演武を見終わる頃には日頃の疲れが吹き飛び、元気いっぱいになっていたのです。当時、私の平熱は三十五度台だったため体温の低さを気にしていたのですが、その日を境に平熱が三十六度台に上昇しました。もちろんこれらのことは、あくまで私の個人的な感想ですが、梁先生から学んでいる他の生徒さん達からも「身体が楽になった。リラックスできた」という感想をよくお聞きします。何より、梁先生はいつも明るく、誰にでも優しく接してくださるので、生徒さん達はどなたも梁先生の大ファンになってしまいます。気功だけでなく、お人柄からもいつも学ばせていただいています。

（八木　陽一郎）

梁先生に出会ったのは、ただの偶然ではないと思っています。今まで縁だとか運命だとかは一部の人間がそういうものを信じなければ生きていけない境遇にいて、神様や仏様などを祈り拝んでそこに救いを求めている可哀想な人達で自分には全く関係ないと思ってました。しかし本当に神様がいるかどうかは別として、自分が今生きている世界は、縁でできているという事が、頭では良くわからないですが体全体でそう感じるようになりました。気功をはじめて特に梁先生の合宿の時は、みんなと繋がっている感じになるのです。いや繋がっているのです。今まで自分で自分の世界を造り上げていてそれが全てだと思っていましたが、新しい意識というか感覚みたいなものが入ってきて自分の世界がどんどん広がっていくのです。それは、とてもありがたくそしてあたたかいのです。昔私は、小児喘息で今でも高い山と言っても標高千メートル以上の山に登ると呼吸困難になるのですが、梁先生との九塞溝では、標高四千五百メートルの山なのにもかかわらずまったく苦しむことなくむしろパワーがみなぎりました。九塞溝から帰ってからというもの頭の中を愛と縁と感謝という言葉がかけめぐっています。

（梁　有一）

梁薇先生の気功と共の二十八年

梁薇先生と初めてお会いしたころは、まったく勉強しない大学受験生と理解不能な反抗期真っただ中の息子たちとの悪戦苦闘中でした。そんな中で梁薇先生のお教室は、私にとってオアシスでした。何もかも忘れ身を任せた時間の後はなんだかとても元気になったものでした。

その息子たちも独立して家を出ていき、夫婦二人とペットの暮らしになっても梁薇先生のお教室は私にとって大切な場でした。ずっと続くとおもっていた平穏な日々が、夫の突然の病死。長命の家系の夫本人はもちろん、私も自分が先に逝くものと安心しきっていたので、しばらく現実が受け入れられず、目にするものから色彩がなくなりました。

それから三年近くたった今、かつては家族四人に、母犬のあとを追いかける子犬三匹、そのあとを守るようについていく大型長老犬、それを棚の上から見ているネコ二匹がいた家で、一人で暮らしています。この二十八年で生活は変化しましたが、梁薇先生のお教室は変わらず、私の心身の支えです。

（令和三年になると傘寿を迎える私が、いまだにささやかながら仕事を続け元気で過ごせているのは、梁薇先生のおかげです。）

（山下　容央子）

癌という病気の不安で絶望しかかっていた時に梁薇先生に出逢えて気功でこんなに元気にしていただきました。きっかけは、人見知りである私達夫婦のところに社交的なトイプードルの娘が家にきたこと、その犬が私達に散歩の途中で友人を作ってくれたこと、その友人が偶然同じマンションの住人だったこと、打ち解けて私の病気のことを相談したらその友人が梁先生という素晴らしい気功の先生がいらっしゃることを教えてくれたこと。それを聞いて私もすぐに梁先生の気功合宿に参加して、そのあと直ぐに九塞溝の中国への旅行も飛び入りで参加しました。直ぐに見えない気の存在に気付き人生の流れまでいい方向に変わりました。偶然のような必然な不思議な流れです。梁先生に「妻をお願いします」とだけ手紙を書いてくれた夫。願いが梁先生に届いたのだと思います。人生は修行のようなもので、健康だけでなく、仕事などでも次から次へと難題が降り注ぎます。その度に梁先生の気の力に導いていただきここまで来ることができました。梁薇先生ありがとうと感謝の気持ちでいっぱいです。

追記　本日は令和三年一月八日、緊急事態宣言がでて日々不安ですが、先生のおかげで未来を信じられるようになりました。

（山本　純・美鈴）

あとがき

日本語で挨拶もできなかった私が、来日して早いもので三十五年が経過しようとしています。そんな私が、こうして岡山大学大学院を無事卒業し、日本語で本を書くまでになれたのは、ご自分の子供のようにお世話下さいました担当教授（文学部東洋史）の石田米子先生をはじめ多くの方々のあたたかいご指導があったればこそです。

私は、十三歳の時より中国武術の選手として、その後選手の育成教師・運動心理学の研究等を通して活動して参りました。その頃から培ってきました気功法も近年、日増しにその効力を発揮することができるようになりました。気功の素晴らしさや有効性を日本の人々に、もっともっと知って頂きたいという願いの中から、現在に至っています。

特に、日本での生活はストレス社会と言われるように、精神面での負担が大きいようです。そして、そのストレスからくる病気も少なくないのも否めない事実でしょう。そのような多くの一般の方や若手の経営者・医師の方々が、私の気功教室に熱心に通って来られたり特別気功合宿に参加されて、良い効果を得られています。

この稿が、社会を冒すストレスを解消する一助になればこの上ない喜びです。最後になりましたが、この本を書くに当たって大変なご尽力を頂き、また、出版の機会を作っていただきました皆様の熱い思いに絆されて、重い腰を上げることができ、出版するに至りました。

私が来日してからお世話になりました皆様に、この場を借りて厚くお礼申し上げます。

二〇二一年二月十六日

梁　薇

著者紹介

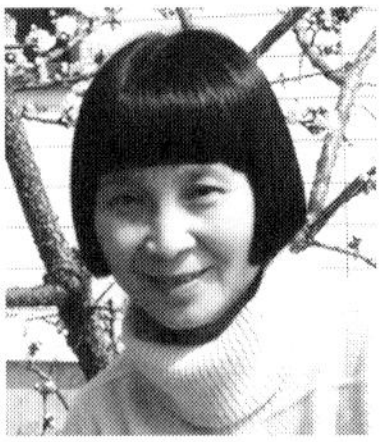

梁　薇（LIANG WEI）

1957年生まれ。中国北京体育学院（現北京体育大学）卒業。中国武術選手、中国武術教練、運動心理学教師を経て、1986年来日。

岡山大学大学院文学研究科において修士の学位を取得。

2004年10月、中国武術公認七段（中国国家体育総局武術運動管理中心、中国武術協会）

現在、岡山県内を中心に日本全国で中国武術・太極拳・気功法の指導及び講演活動や各種相談等、企業や団体・保育園・各種教室・福祉施設からの依頼で活躍中。

修練道場武術師範・健身気功普及協会理事長・梁薇中国武術研究院・㈱パナケミカル顧問・医療法人社団純鈴会理事・㈱リプロの顧問等…

著　書

『気功への誘い』

1993年３月吉日　初版発行
西日本法規出版

『太極拳への誘い』

2004年３月６日　初版発行
西日本法規出版

写真撮影／大江一成

新版　気功への誘い
あなたの神秘的能力を呼び覚ます

2021年4月29日　新版発行

著　者　梁　薇

発　行　ふくろう出版
〒700-0035　岡山市北区高柳西町1-23
友野印刷ビル
TEL：086-255-2181
FAX：086-255-6324
http://www.296.jp
e-mail：info@296.jp
振替　01310-8-95147

印刷・製本　友野印刷株式会社

ISBN978-4-86186-813-9 C3075

定価はカバーに表示してあります。乱丁・落丁はお取り替えいたします。